Gesund mit Rote Bete

Jörg Rinne

Gesund mit Rote Bete

Synergia

Kontaktdaten des Autors:
Jörg Rinne
Weidstr. 10a
64560 Riedstadt
06158-916649
www.endobiont.de

Nachdruck 2024
Veröffentlicht im Synergia Verlag, Alle, JU/ CH
eine Marke der Sentovision GmbH, www.synergia-verlag.ch

Umschlaggestaltung, Gestaltung und Satz: FontFront.com, Roßdorf
Printed in EU
ISBN-13: 978-3-906873-70-1

Bibliografische Information der Deutschen Bibliothek
Die Deutsche Bibliothek verzeichnet diese Publikation in der deutschen Nationalbibliographie; detaillierte bibliografische Daten sind im Internet unter http://dnb.ddb.de abrufbar.

Inhaltsangabe

Vorab noch ein Hinweis:

Der Verfasser gibt weder direkt noch indirekt medizinische Hinweise noch verordnet er irgendwelche Anwendungen ohne medizinische Beratung. Die Wissenschaft der Gesundheit und Ernährung vertritt unterschiedliche Meinungen. Es liegt nicht in der Absicht des Verfassers, Diagnosen zu stellen oder Verordnungen zu erteilen. Das Ziel besteht lediglich darin, Informationen aus dem medizinischen Sektor anzubieten. Wenn Sie die vorliegenden Informationen ohne Anweisung eines Heilkundigen anwenden, so verordnen Sie sich eine Selbstbehandlung – ein Recht, welches Ihnen zusteht. Der Verfasser übernimmt jedoch keine Verantwortung.

Zum Geleit

Die moderne Medizin hat unbestreitbar vielen Patienten Gutes getan. Übel zugerichtete Unfallopfer die noch vor wenigen Jahrzehnten den Tod vor Augen hatten, werden heute in Perfektion und oftmals ohne bleibende Schäden wieder hergestellt. Akuterkrankungen die vor noch einhundert Jahren dem Erkrankten das Ende bereitet hätten, sind heute oftmals Lappalien. Chronische Krankheiten werden heute erträglicher gemacht, symptomatisch eingestellt und das Leben so verlängert.

Dennoch entgeht der Aufmerksamkeit der heute besser informierten Bevölkerung nicht, dass es immer mehr Diskussionen darüber gibt, ob alles, was der modernen Geräte- und Pharmamedizin „machbar" erscheint, auch wirklich hilfreich für den Kranken ist. Oder ob nicht die symptomatisch orientierte Pharmamafia die ursachengemäßen Therapiemaßnahmen absichtlich zur Gewinnmaximierung unterdrücken.
Von der Antike bis in die Neuzeit hat die Ursache einer Krankheit, auch die Art ihrer Heilung bestimmt. Dabei ging es nie um ein Kaschieren von Symptomen.

Der behandelnde Therapeut muss die im Organismus wirksamen Kräfte mit Intuition und Wirkung anerkennen. Er soll die Heilkräfte, wenn sie gestört sind, unter Beachtung des Grundsatzes „primum non nocere, secundum cavere, tertium sanare" (lat.: erstens nicht schaden, zweitens vorsichtig sein, drittens heilen) zu ihrer naturgewollten Wirksamkeit zurückführen.
Diesem antiken Spruch zufolge, soll der Arzt in seinem Bemühen dem ihm anvertrauten Leidenden helfen und zuerst darauf achten, ihm nicht zu schaden. Zweitens soll er beobachten, wo die eigentliche Störung im Patienten liegt. Erst dann kann er, die für die Heilung erforderlichen Schritte einleiten.

Jörg Rinne, Darmstadt im Juni 2018

„Kernpunkt aller Vorbeugung ist die Anleitung
zu einer vernünftigen Lebensweise"

Prof. Dr. med. Werner Zabel

Das Krebsproblem

Obwohl die Krebsforschung seit weit über einhundert Jahren Milliarden verschlungen hat und die Literatur über Krebs ganze Bibliotheken füllt, ist es bisher nicht gelungen, das Krebsproblem grundlegend zu lösen und ein sicheres Heilmittel zu finden.
Oder etwa doch? Leider werden viele Ansätze, die der biologischen Therapie entspringen unterdrückt.
Mit ihnen ist kein Geld zu verdienen, da natürliche Substanzen nicht patentierbar sind und ihre Inhaltsstoffe jedermann zur Verfügung stehen.
Die Geschichte der biologischen Krebstherapie kennt hier viele Beispiele. Forscher, die ihr Leben der Krebstherapie gewidmet hatten, wurden mundtot gemacht, diffamiert, letztendlich auch einige in den Tod getrieben.
In der Behandlung von Geschwulstkrankheiten ist die traditionelle Schulmedizin immer noch weitgehend an einem veralteten Paradigma orientiert. Man setzt voraus, Krebs sei ein lokaler, autonomer Wachstumsprozess, der operativ, mit ionisierenden Strahlen und chemischen Wirkstoffen zu behandeln sei.
Man sucht den Schaden im Zellkern und vergisst, dass Krebszellen einen völlig anderen Stoffwechsel haben als gesunde Körperzellen. Dabei liegt genau hier die Schwachstelle der Tumorzelle.
Bei der etablierten und aggressiven Krebsstrategie der Schulmedizin werden immunologische Abwehrkräfte nicht nur vernachlässigt, sondern zusätzlich geschädigt. Darm, Leber, Knochenmark, das ganze Immunsystem des Organismus wird in Mitleidenschaft gezogen.

Kein Mensch hat Angst vor einer Blinddarmentzündung, denn man kennt die Erfolge in der Therapie. Dabei könnte die Entzündung des Blinddarms schneller zum Tode führen als ein Tumor.

Komplikationen bei der Operation des Blinddarms sind selten, nach der OP ist das Problem lebenslänglich gelöst und die verbleibende Lebenszeit wird nicht beeinträchtigt.
Anders bei Krebs. Viele Menschen haben Angst vor Krebs, weil sie aus ihrem Umfeld und den Medien mit dem Versagen der herkömmlichen Krebstherapie ständig konfrontiert werden. Wer einmal Krebs hat, stirbt daran. Ausnahmen sind selten. 90% der Krebspatienten sterben an den Metastasen, also den Tochtergeschwülsten des Primärtumors, die oftmals erst viele Jahre später in Erscheinung treten.
Tumorfrei heißt also nicht krebsfrei. Selbst ein frühzeitig entdeckter Tumor kann durch Biopsie[1] und Operation bereits Tochterzellen ausgesendet haben, die viele Jahre brauchen, bis deren Vermehrung sich als Metastasen in bildgebenden Verfahren oder spürbaren Symptomen bemerkbar machen.
Oft kommen sie erst fünf oder zehn Jahre nach der Entfernung des Primärtumors.
Der Krebskranke ist also mit der Entfernung des Tumors nicht geheilt, denn von echter Heilung kann man erst reden, wenn Jahrzehnte später immer noch kein Rezidiv (erneutes Aufflackern des Primärtumors) oder Metastasen gefunden werden[2].

Was macht nun die Schulmedizin um nach aggressiver Therapie und Operation die oftmals tödlichen Metastasen zu verhindern? Nichts.
Denn die Nachsorge ist keine echte Nachsorge, sondern nur eine weitere Diagnostik, um zu schauen ob bereits Metastasen aufgetreten sind oder nicht. Nachsorge, aber auch die Vorsorge, sind also nur die Früherkennung eines Primärtumors, oder die frühe Entdeckung von Metastasen. Dabei versteht man doch unter dem Begriff „Vorsorge" alle Maßnahmen mit denen man eine ungewollte Situation verhindern will.
Wenn also die Vorsorge als Ergebnis die Entdeckung eines Tumors hat, ist sie keine Vorsorge mehr. Ähnlich sieht es mit dem Begriff der Nachsorge aus.

Viele Patienten durchschauen dies und suchen nach Möglichkeiten im Bereich der Naturheilkunde um Primärtumore zu vermeiden oder metastatische Zellen im Keim zu ersticken.

Hier hat die Natur viele Alternativen geschaffen. Eine davon ist die Rote Bete, von der dieses Buch handeln soll. Aber, man sollte nicht vergessen, dass die biologische Vorsorge oder wenn das Kind schon in den Brunnen gefallen ist die biologische Nachsorge, viele Bereiche des Körpers umfasst. Die Rote Bete und ihr Eingriff in den Tumorstoffwechsel ist jedoch ein bedeutender Baustein.

Seit über einhundert Jahren wissen wir nun, dass Krebszellen einen von gesunden Zellen abweichenden Stoffwechsel aufweisen. Otto Warburg[40] hat hier grundlegende Forschungsarbeit geleistet, wofür er schon 1931 einen Nobelpreis erhalten hatte. Diese Stoffwechselabweichung bedingt es, dass der Tumor, der doch aus gesunden Körperzellen hervorgeht, im Organismus wie ein Fremdkörper wirkt und hier Abwehrreaktionen hervorruft, die in Parallele zu setzen sind mit jenen Vorgängen die wir von den Infektionskrankheiten her kennen.
Es spielt sich also bei der Krebskrankheit im Organismus ein Kampf ab zwischen den ihm fremd gewordenen Tumorzellen und all jenen Kräften welche auch der Abwehr von Krankheitserregern dienen.
Dieser Kampf entsteht schon zu einer Zeit, wo der Tumor als solches noch gar nicht medizinisch feststellbar ist, d.h. also in den allerersten Anfängen seiner Entstehung, wenn die ersten Zellen ihre Umwandlung zur Bösartigkeit erfahren.

Wenn wir also die Arbeiten von Dr. med. Josef Issels über die ich zusammenfassend in meinem Buch „Tumore fallen nicht vom Himmel“[3] berichtet habe, als die zur Zeit einzig sinnvolle Erklärung in der Entstehung von bösartigen Tumoren ansehen, so ist klar, dass alle Kausalfaktoren wie tote Zähne, Chemikalien, Mangelernährung, Darmstörungen, Stress, um nur einige zu nennen, viele Menschen in gleicher Weise treffen. Daher müsste also jeder Mensch früher oder später an Krebs erkranken, wenn nicht seine intakten Abwehrkräfte die entarteten Zellen im Keim eliminieren würden.

Durch zelluläre Schäden kann es vereinzelt immer zum Auftreten von Krebszellen kommen. Da aber das Immunsystem diese Zellen erkennt und ihre Ausbreitung im Keim erstickt verhindert es die Entstehung eines Tumors. So wie das Immunsystem das Wachstum der Krebszellen in Schach hält, so ist aber auch das Milieu ein wichtiger Faktor bei der Krebsentstehung.

Krebszellen haben die Fähigkeit verloren aus Eiweiß oder Fetten Energie zu gewinnen. Sie laufen im Gärungsstoffwechsel und dieser benötigt hohe Mengen an Kohlenhydraten. Eine Krebszelle verbraucht rund die neununddreißigfache Menge an Kohlenhydraten wie eine gesunde Körperzelle.
Viel Fisch, tierische Eiweiße, gute Öle, frisches Obst und Gemüse, so sieht eine Ernährung aus, die den Krebszellen den Treibstoff entzieht. Denn Kohlenhydrate werden vom Körper sehr schnell in Zucker umgewandelt und dieser kommt primär den Krebszellen zu Gute. Zucker ist aber beispielsweise auch wichtig für das Gehirn. Also, ganz ohne Zucker geht es auch nicht. Wenn man aber den Blutzuckerspiegel an der Untergrenze hält, wirkt sich dies auf die Wachstumsgeschwindigkeit eines Tumors aus.

Wenn man also das Wachstum von Krebszellen durch Zuckerentzug reduzieren kann, ist die Ernährungstherapie ein maßgeblicher Faktor.

Dagegen können Stoffwechselstörungen wie Diabetes den Verlauf einer Tumorerkrankung negativ beeinflussen und zu einer erhöhten Krebsrate bei Diabetikern führen.
Bei Diabetes kommt es durch einen Mangel an Insulin zu einer Erhöhung des Blutzuckerspiegels. Insulin ist der Schlüssel der die Zelle aufschließt, nur so gelangt der Zucker als Treibstoff des Stoffwechsels in die Zelle. Wenn dieser Schlüssel fehlt, staut sich der Zucker in das Blut zurück und die gesunden Zellen haben zu wenig Verbrennungsmaterial. Der Zucker setzt sich in den Gefäßen und um die Nerven herum ab und kann so Nervenschäden und Durchblutungsstörungen verursachen. Viele Diabetiker nehmen diese Problematik nicht ernst genug. Daher wandeln sie ständig mit leicht erhöhten Zuckerwerten durch die Welt.

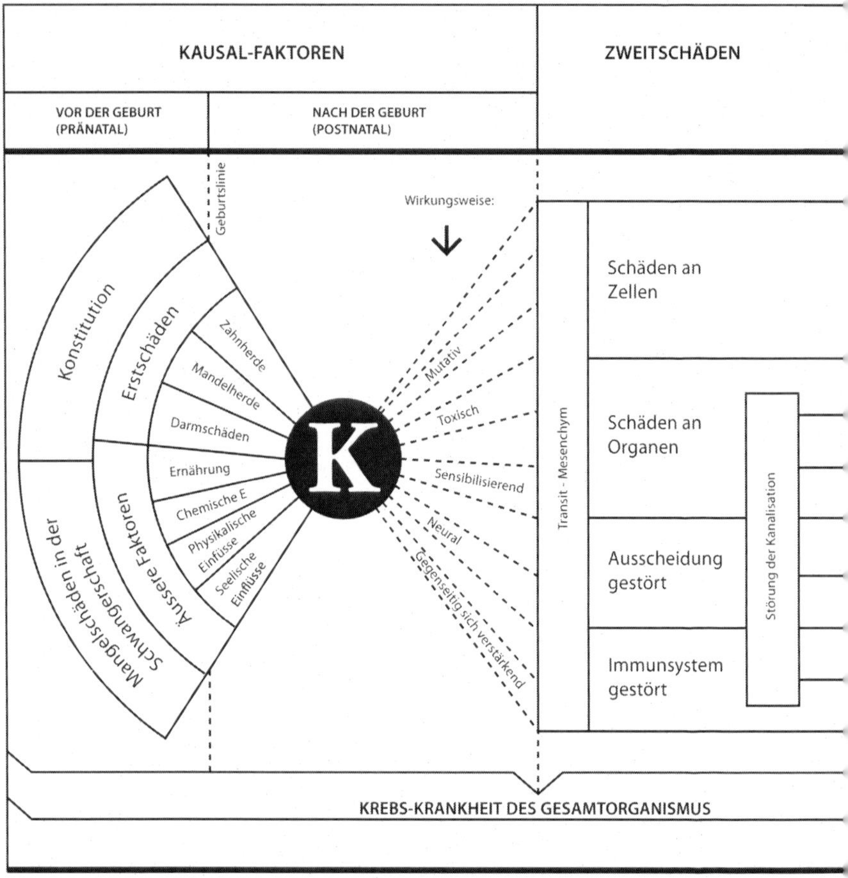
KAUSAL-FAKTOREN
ZWEITSCHÄDEN
VOR DER GEBURT (PRÄNATAL)
NACH DER GEBURT (POSTNATAL)
Geburtslinie
Wirkungsweise:
Konstitution
Erstschäden
Zahnherde
Mandelherde
Darmschäden
Ernährung
Chemische E
Physikalische Einfüsse
Seelische Einflüsse
Äussere Faktoren
Mangelschäden in der Schwangerschaft
K
Mutativ
Toxisch
Sensibilisierend
Neural
Gegenseitig sich verstärkend
Transit - Mesenchym
Schäden an Zellen
Schäden an Organen
Ausscheidung gestört
Immunsystem gestört
Störung der Kanalisation
KREBS-KRANKHEIT DES GESAMTORGANISMUS

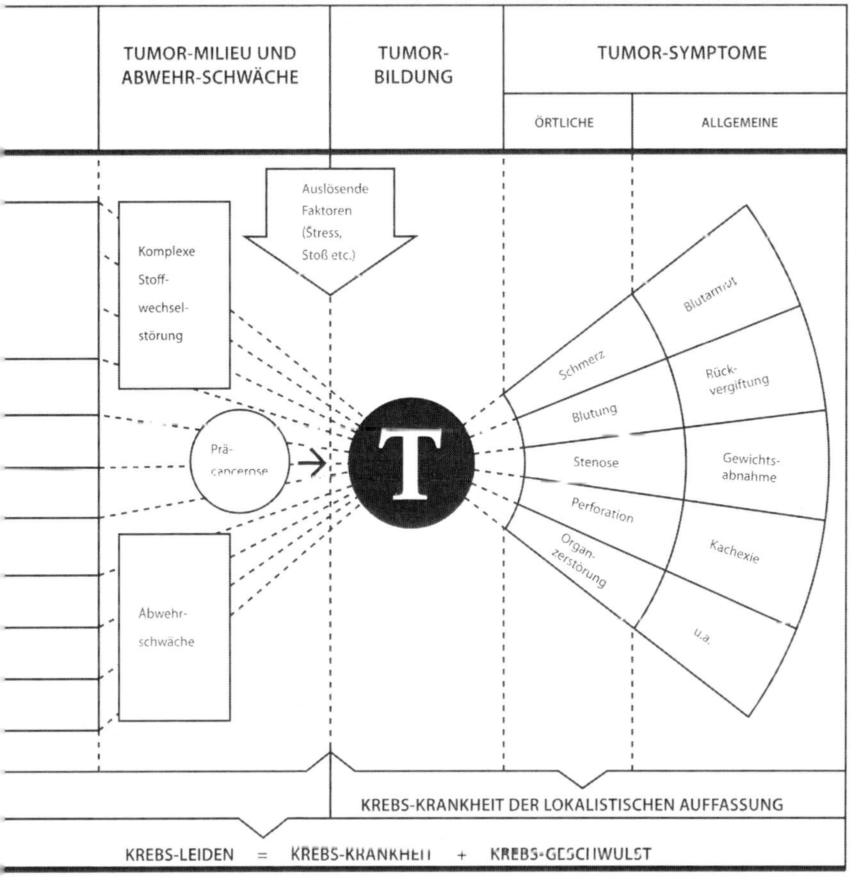

Bild 1. Tumorentstehung nach Issels

In Schulungen und der Literatur werden sie immer vor den Folgen wie Herzinfarkt, Schlaganfall oder schlechter Wundheilung gewarnt. Interessanter Weise nie vor Krebs. Dabei ist doch der ständig erhöhte Blutzuckerspiegel auch Treibstoff für die Tumorzellen.

Tumorzellen produzieren in ihrem Stoffwechsel auch Botenstoffe die ihnen die Ausbreitung begünstigen.
Sekundäre Pflanzenstoffe aus Obst und Gemüse sind in der Lage diese Botenstoffe zu binden und können so in den Verlauf einer Tumorerkrankung eingreifen.

Als Beispiel, das allseits bekannte Curcuma. Ein Gewürz dem schon lange eine tumorhemmende Eigenschaft nachgesagt wird. Curcuma hemmt beispielsweise die Bildung von Adhäsionsmolekülen. Sie werden von metastasierenden Zellen benötigt damit diese nach Eindringen in die Blutgefäße an Engstellen innerhalb der Blutbahnen „andocken“ oder anheften können, um dann durch die Gefäßwand hindurch in andere Organe oder Gewebe einzudringen.
Curcuma hemmt die Aktivität von uPA (Urikinase Plasminogenaktivator), diese ist für den Durchbruch von Tumorzellen – durch das Bindegewebe in die Blutbahn – mitverantwortlich.
Curcuma greift so in 96 Prozesse ein, wodurch die Ausbreitung von Krebszellen geblockt wird und reduziert damit das Tumorwachstum.
So wie Curcuma sich hier positiv auswirkt, so machen dies auch die Inhaltsstoffe der Roten Bete. Auch sie setzen an diesen und ähnlichen Hebeln an, um in das Geschehen einzugreifen.

Der kanadische Anthropologe Stefánsson beobachtete Anfang des 20. Jahrhunderts etwas Erstaunliches, Eskimos erkrankten nicht an Krebs solange sie sich traditionell ernährten. Sie gingen viel auf die Jagd, hielten sich an feste Tagesrhythmen, aßen Fleisch aus Robben, Karibus oder Fisch. Erst als sie Mitte des 20. Jahrhunderts auf kohlehydratreiche Industrienahrung umstiegen, starben sie an Krebs.

Der Tumorbiologe Dr. Johannes Coy kennt viele solcher Beobachtungen. "Auch der Hund erkrankt im Gegensatz zum Wolf eher an Krebs", sagt Coy.

In hochentwickelten Zivilisationen veränderte der Mensch sein Ernährungsverhalten, seither isst er selbst mehr Kohlehydrate und füttert auch seine Haustiere mit ähnlicher Nahrung.

Dass Menschen an Krebs erkranken, ist einigen Wissenschaftlern zufolge eine Begleiterscheinung des veränderten Essverhaltens. Der Kohlenhydratanteil in der Nahrung hat sich massiv verändert und das macht uns anfälliger für Krebs. Schuld hat unter anderem das TKTL1-Gen. Es schützt einerseits Krebszellen, aber es war auch der entscheidende Faktor für die evolutionäre Weiterentwicklung des menschlichen Gehirns.

Krebszelle vergärt Zucker zu Milchsäure. Vor 18 Jahren hat Coy das TKTL1-Gen entdeckt. Er führte hierzu Studien am Deutschen Krebsforschungszentrum in Heidelberg durch.
In diesem Zuge erkannte auch Coy, dass die Tumorzelle ihre Energie nicht, wie die gesunden Körperzellen in kleinen Zellkraftwerken, den sogenannten Mitochondrien, durch Verbrennung von Fett, Zucker, Eiweiß gewinnt. Die Krebszelle deren Mitochondrien defekt sind schaltet um, sie lebt nur noch von Zucker, den sie zur Milchsäure vergärt.

Diese Milchsäure gibt sie in das umliegende Gewebe ab, die Milchsäure zerstört das umliegende Gewebe und wirkt auch als Bremse auf die Immunleistung des Organismus. Coy entdeckte das Gen was für die Umschaltung verantwortlich ist[4].

Das Krebs und der Stoffwechsel des Krebses auf Schäden innerhalb der Mitochondrien zurückzuführen ist, geht auch auf die Arbeiten von Prof. Dr. William Dunbar aus dem Jahre 1907 zurück und wird seit dem von vielen Forschern immer wieder aufs neue entdeckt[41].

Dunbar postulierte, dass die Mitochondrien als eigenständige Bakterien in der Frühzeit irdischen Lebens in die Organismen eingedrungen wären und somit „eingebürgerte“ Bakterien sind. Dieser Hypothese hingen in den letzten hundert Jahren viele Forscher an, so auch Mori (1910), Warburg (1931), Graffi (1940), Seyfarth (1950), Auler (1951), Dr. Kremer (2000) und nun auch Dr. Coy[4].

Viele Ernährungswissenschaftler, Biologen und Mediziner halten diesen Ansatz für hoffnungsvoll. Denn wenn Kohlehydrate und der daraus gebildete Zucker bösartige Krebszellen ernährt und diese sich umso stärker vermehren, je mehr Zucker im Blut ist, was passiert eigentlich, wenn der Mensch auf Zucker verzichtet? Könnte der Mensch durch eine Diät den Tumor aushungern?

Nein, denn auch unsere gesunden Körperzellen, besonders die Nerven brauchen ein gewisses Maß an Zucker und der Organismus ist in der Lage aus vielen Quellen Zucker zu bilden. Der alleinige Verzicht auf Zucker reicht also leider nicht aus.

Es müssen viele Maßnahmen gleichzeitig durchgeführt werden um die Anzahl der Krebszellen zu reduzieren. Aber die kohlenhydratarme Ernährung ist die Basis aller weiteren und darauf aufbauenden Therapien.

Die Umwandlung von gesunden Zellen in Krebszellen wird also durch die Zivilisationskost begünstigt und durch Schäden an den Energiekraftwerken der Zelle hervorgerufen.
Diese Schäden finden ihren Ursprung in der denaturierten Lebensweise und der Summation des täglichen Verhaltens wider die Natur.

Ist der Tumor bereits da, kann er schon im Kleinststadium metastatische Zellen aussenden, spätestens durch die Verletzung in der Biopsie oder der Operation flüchten die Krebszellen in den gesamten Organismus und setzen sich an den nächsten Engstellen des Blutgefäßsystems ab und bilden so mikroskopische Metastasen in Leber, Lunge, Knochen, Lymphbahnen, usw.
Schon Schmidt[5] hatte den Nachweis geführt, dass beim Anfangsstadium des Gebärmutterkrebses im Blut sowie in der Lunge kleinste Ansammlungen von metastatischen Zellen nachweisbar sind.
Man findet heute schon kleinste Tumore mit bildgebenden Verfahren, nach deren restloser Entfernung regelmäßig der ganze Körper nach mehr oder minder langer Latenzzeit, von einer geradezu erschreckenden Aussaat von Tumormetastasen befallen wird.

Diese Metastasen, beginnend aus kleinsten Zellhaufen können Jahre lang schlafen, solange sie der Organismus durch sein Milieu und seine Abwehrkräfte in Schranken hält. Sie können aber auch explosiv wuchern, sobald seine Abwehrkräfte versagen.

Von diesen biologischen Grundlagen müssen wir also ausgehen, wenn wir die Aussichten einer jeden Krebsbehandlung betrachten wollen.

Jede alleinige operative Entfernung eines Tumors ist daher immer nur eine unvollkommene Behandlung, wenn sie auch notwendig ist. Vorausgesetzt, es gelingt in der Operation die vollständige Entfernung des Tumors. Wenn nur eine Teilentfernung stattfindet, führt die Verletzung des Tumors, zu einem Wachstumsschub bei der verbleibenden Tumormasse und begünstigt die Abwanderung metastatischer Zellen.

Die Operation beseitigt also nur den sichtbaren Herd. In einigen Fällen mag dies ausreichend sein, weil schon vorhandene verstreute Zellherde durch die Abwehrkräfte vernichtet oder doch in ihrer Entwicklung gebremst werden. Aber bei einer großen Anzahl von Fällen genügt die operative Entfernung alleine nicht, die Krankheit schreitet unaufhaltsam fort, weil der Organismus im Kampf gegen die Metastasen erlahmt.

Sinn und Ziel einer vollkommenen Krebstherapie muss es also sein, nicht nur jeden sichtbaren Herd zu beseitigen, sondern auch die Abwehrkräfte des Körpers gleichzeitig so auf der Höhe zu halten oder zu verstärken, damit irgendwo abgelagerte maligne Zellherde vernichtet oder in ihrer Wachstumstendenz entsprechend geschwächt werden.

Das kann die operative Krebsbehandlung alleine leider nicht leisten und daher bleibt sie trotz aller Fortschritte der operativen Technik immer nur ein Notbehelf. Auch bei noch so verfeinerter Frühdiagnostik scheitert die chirurgische Krebsbehandlung, weil sie immer nur eine lokale Krebsbehandlung bleibt, also nicht ausreicht, alle Krebskeime zu vernichten.

Aus all diesen Problemen und Zusammenhängen sehen wir, dass es darum gehen muss, das Milieu im Körper tumorfeindlich zu gestalten. Diese Therapie ist auch die Grundlage für ein gutes Immunsystem und damit für eine optimale Tumorabwehr.

Sei es nun in der Prävention, oder in der Nachsorge.
„Vorsorge ist besser als Heilen" wer hat diesen Spruch noch nicht gehört? Aber halten sich die Menschen daran? Nein. Wir alle wissen was sinnvoll ist. Bei der Ernährung, bis hin zum täglichen Verhalten oder den täglichen Sünden gegen die Natur. Viele Menschen sterben für ihre Gewohnheiten. Gesundheit fällt vom Himmel und es trifft hoffentlich nicht mich. Zur Not hilft Beten.
Zum Glück erwachen immer mehr Menschen und versuchen aktiv die Entstehung von Krankheiten zu verhindern.

Sei es nun mit weniger Stress, mehr Sport, gesunder Ernährung oder auch Nahrungsergänzung und damit Zufuhr von Lebensbausteinen von denen auch viele tumorhemmende Eigenschaften besitzen. Die tägliche Zufuhr, von Rote Bete oder Konzentraten aus dieser Pflanze wäre hier – wie aber auch viele andere Produkte aus der Natur – sinnvoll.

Dieses Wissen hatten schon Generationen von Ärzten und Heilkundigen. Seit über 2000 Jahren ist die Heilkraft der Roten Bete bekannt. Dioskurides um 100 n. Chr. Beschrieb die Rote Bete als hervorragendes Mittel bei Entzündungen der Haut und der Schleimhäute.
Galen empfahl 200 n. Chr. die Rote Bete als Leber- und Milzmittel.
1919 war es der Greifswalder Pharmakologe Hugo Schulz der in seinen Vorlesungen berichtete, dass der Rote-Bete-Saft eine Rolle in der äußerlichen Anwendung allerlei Geschwülste – selbst solche karzinomatöser Art – spiele[9].

Ein bemerkenswerter Krebsforscher war Dr. Dr. Gotthelf Paul Gerhard Seeger. Er setzte sich mit der Heilwirkung der Roten Bete ausführlich auseinander. Er beschrieb die Rote Bete als Spitzenprophylaktikum[6] gegen Krebs, da sie den pH-Wert im Organismus normalisiert und den Sauerstoffstoffwechsel in Krebszellen um 350-400 % aktiviert, was

wiederum den Gärungsstoffwechsel unterdrückt und so den Stoffwechsel in den Krebszellen normalisiert. Ferner setzt die Rote Bete auch den dazugehörigen Sauerstoff frei.
Die Farbstoffe (Flavone) der Pflanze hätten eine ähnliche Wirkung wie Hormone und würden eine wichtige Rolle bei den Verbrennungsvorgängen in der Zelle spielen.
Die Rote Bete spielt so nicht nur in der „echten" Vorsorge eine Rolle, sondern auch in der Therapie und in der Rezidiv- und Metastasenprophylaxe.

Dr. Dr. Seeger hat in der Krebstherapie Grundlagenforschung betrieben. Viele unserer heutigen Aussagen zum Krebs gehen auf seine Arbeiten zurück.
Mit Dr. med. Ferenczi und Prof. Dr. med. habil. et. Dr. phil. Trüb verfasste er ein Werk mit dem Titel „Rote Bete in der Zusatztherapie bei Kranken mit bösartigen Neubildungen", was 1970 im renommierten Haug Verlag veröffentlicht wurde[9].

Das höchste Gut ist die verbleibende Lebenszeit. Leider wachsen Tumore im fortgeschrittenen Stadium recht schnell, daher fehlt oft die Zeit für eine grundlegende biologische Therapie.
Die Sanierung des Darms, Entfernung toter Zähne, Aufbau des Immunsystems, Verbesserung des Zellstoffwechsels, sind Maßnahmen einer ursachenbezogenen Therapie. Doch sie brauchen Zeit. Genau an dieser Stelle hilft die Rote Bete.
In den Tierversuchen und bei der Anwendung beim Menschen konnte klar gezeigt werden, dass der Tumorkranke durch die Rote Bete die Zeit gewinnt, die er braucht, um eine grundlegende Sanierung seines Organismus durchzuführen.
Am ausführlichsten hat sich Dr. med. Josef Issels mit der biologischen Therapie Krebskranker auseinander gesetzt. Seine Erkenntnisse hat er in seinem Werk „Mehr Heilungen von Krebs" zusammengefasst[18]. Auf seinen rund 400 Seiten ist es eine exakte Anleitung zur kausalen also ursachenbezogenen Therapie.

Wer war Dr.med. Dr.sc.nat. P.G. Seeger?

Seeger verfasste in seinem Leben über 300 Publikationen über Grundlagenforschung und der Behandlung von Krebs. Der 1979 und 1980 für den Nobelpreis der Medizin vorgeschlagene Forscher, unterhielt eine weltweite umfangreiche Korrespondenz mit einer großen Anzahl von Wissenschaftlern.
Einen Teil seiner hinterlassenen Unterlagen, Büchern und Briefen durfte ich im September 2016 in Berlin Falkensee übernehmen. Es war lehrreich diese mehreren Kubikmeter umfassenden Informationen durchzuarbeiten, was auch fast zwei Jahre in Anspruch nahm.

Geboren wurde Gotthelf Paul Gerhard Seeger am 6. Juni 1903 in Calbe an der Saale. Von 1909 bis 1918 besuchte er die Realschule, die er mit der Obersekundarreife abschloss. Danach absolvierte er eine dreijährige kaufmännische Lehre, der eine Anstellung in der Commerzbank Calbe folgte.
Bedingt durch die Inflation der 20er Jahren wurde er entlassen und arbeitete ab dann im väterlichen Betrieb.
1925 bestand er die Aufnahmeprüfung in die Unterprima der Oberrealschule in Cöthen. Mit dem darauf folgenden Abitur war nun der Weg frei zur Universität. In Halle-Wittenberg studierte er in den Fächern Mathematik, Chemie, Physik, deutsche und englische Philosophie, Geschichte und Deutsch. Im dritten Semester legte er das Latinum ab, um dann 1929 mit dem Medizinstudium zu beginnen. Im Jahre 1932 folgte die erste Dissertation mit dem Prädikat „summa cum laude".

Über Umwege wurde ihm 1935 eine Forschungsmöglichkeit über die Anfälligkeit von Weinstöcken gegen Rebläuse angetragen, die er an der Biologischen Reichsanstalt in Naumburg durchführte.
Dort lernte er die Krebsforschungsarbeiten von Dr. Wilhelm von Brehmer kennen, über die ich in meinem Buch „Leukämien und andere Krebskrankheiten" bereits berichtet habe[7]. Schicksalshaft war jedoch für Seeger die schwere Krebskrankheit seiner Mutter.

„Es war am Totenbett meiner Mutter, die am 1. Dezember 1936 unter unsäglichem Leiden an einem zerfallenen Gebärmutterkrebs im Alter von 53 Jahren verstarb. Damals legte ich das Gelöbnis ab, das Krebsproblem aufzuklären."
(Zitat aus den persönlichen Aufzeichnungen von P. G. Seeger).

Dieses Versprechen, die Forschung in der Krebskrankheit maßgeblich voranzutreiben, hatte sein Leben fortan bestimmt. Durch die Unterstützung von Prof. Dr. Paul Schmid von der Universität Halle erhielt Dr. Seeger 1936 ein Stipendium zur „Durchführung besonderer Arbeiten auf dem Gebiet der Krebsforschung" am Robert Koch Institut in Berlin. In den folgenden Jahren veröffentlichte er zahlreiche Arbeiten die wesentlich dazu beitrugen, die Grundlagen zur Lösung des Krebsproblems zu schaffen.

Seine grundlegende Forschungsarbeit belegte die Zerstörung der Cytochromoxidase als Ursache für die Umwandlung von gesunden Zellen hin zu Krebszellen. Die Cytochromoxidase wird in der Zelle benötigt um den Sauerstoff zu verarbeiten. Das Unvermögen den Sauerstoff zu verwerten, treibt die Zellen in die Bösartigkeit. Über seine Entdeckungen hielt er Vorträge auf vielen medizinischen Kongressen.

Der Nobelpreisträger Dr. v. Euler würdigte die Arbeiten von Seeger. Die offizielle Medizin war jedoch nicht dazu bereit, ihre Meinung an die neuen Erkenntnisse anzupassen. Sie sah und sieht noch heute die Ursache der Krebsentstehung in den Veränderungen des Zellkerns. Nach der Auffassung der Schulmedizin ist das Krebsproblem irreversibel, die Eliminierung der Krebszelle auf Chemo-, Strahlentherapie und Operation beschränkt.
Seeger sah andere Möglichkeiten der Krebsbehandlung, nicht zuletzt durch die Beeinflussung des Stoffwechsels der Krebszellen.
Durch seine Überzeugung, das Grundlegende Problem des Krebses erkannt zu haben, hatte er 1938 neben seiner Tätigkeit am Robert Koch Institut das zuvor abgebrochene Medizinstudium an der Universität Berlin fortgesetzt. Nach bestandenem Staatsexamen erhielt er 1942 die Bestallung zum Arzt. Nach den Wirren des Krieges arbeitete er als Hausarzt bis 1947.

Durch seine Teilnahme an der 3. Österreichischen Krebstagung 1951 in Innsbruck, wurde die Krebsgesellschaft in Wien auf ihn aufmerksam. So kam wohl auch der erste Kontakt mit Österreich zu Stande, wo noch Heute Präparate in seinem Sinne produziert werden[42].

1955 wurden Dr. Dr. Seeger zwei Forschungsaufträge vom Staatssekretariat für Hochschulwesen angeboten. Er erhielt ein Labor an der Humboldt-Universität in Berlin, wurde Oberarzt und leitete nun seine eigene Abteilung für Krebsforschung.
Bis 1964 konnte er in seiner Abteilung kausale Krebsforschung betreiben und schrieb in der Zeit 105 Aufsätze und Fachbeiträge über seine Arbeitsergebnisse. Zentral hierbei waren Sauerstoffmessungen an normalen und Krebszellen mit dem von ihm und seinem Mitstreiter Dr. Schacht entwickelten Apparats zur elektrochemischen Zellatmungsmessung[9].

Seeger erbrachte schon 1937 den Nachweis, dass die Ursache der Krebsentstehung auf eine Störung in der Sauerstoffverbrennung der Zelle zurückzuführen ist.
Mit diesen Sauerstoffmessungen wurde auch der Nachweis erbracht, dass die Krebszelle über ihre veränderte Stoffwechsellage angreifbar ist.

Oft wurden die Veröffentlichungen seiner Arbeiten erschwert, oder ihm gewisse Steine in den Weg gelegt.
Später auf DDR-Gebiet lebend, waren es seine Verbindungen ins Ausland, sein Plädoyer für eine biologische Krebstherapie, Förderung seiner wissenschaftlichen Arbeiten durch die Hilfe vom Klassenfeind und die Zusammenarbeit mit Firmen und Forschern aus dem Westen, die ihm zum Verhängnis wurden.

Neben vielen Referaten und Fachartikeln, schrieb er 1974 sein Fachbuch „Krebs – Problem ohne Ausweg?", dem 1982 der „Leitfaden für Krebsleidende und die es nicht werden wollen" folgen sollte[43]. Eine direkte Handlungsanweisung für jeden Krebskranken.

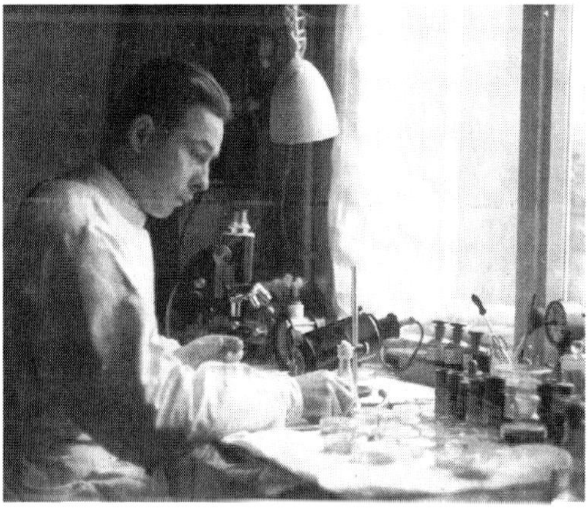

Bild 2. Dr. Seeger im Robert-Koch-Institut an seinem Arbeitsplatz 1936

Dr. med. Hans Nieper als Präsident der Deutschen Gesellschaft für Onkologie, schrieb 1985 folgende Worte über Dr. Dr. Seeger: "Wenn jemand befugt ist, sich fundamental zu den wissenschaftlichen Grundlagen der Krebsvorbeugung und Krebsverhütung zu äußern, so ist das nicht zuletzt Paul Gerhard Seeger, der, weil er seiner Zeit mehr als vierzig Jahre vorauseilte, erst heute zu einem Weltruhm ersten Ranges aufsteigt[8]".

Die Roten Rüben

Seit mehr als 2000 Jahren ist – dank der guten Beobachtungsgabe unserer Vorfahren – die Rote Rübe, oder Rote Bete, in der Schweiz Rande, in einigen Teilen Österreichs, Bayern und Südbadens auch der Rahner (Rauna, Rana, Rahne, Rohne, Rone, Ronen, Randig, Rohna) genannt, als Heilpflanze bekannt.

Man findet in der Literatur die Rote Bete aber auch geschrieben als Rote Beete. Was ist nun richtige Schreibweise? An dieser Stelle empfiehlt der aktuelle Duden die Schreibweise nur noch mit einem Buchstaben „E".

Theophrast Diplyos erwähnte bereits im vierten Jahrhundert v. Chr. die harntreibende Eigenschaft der roten Rüben.
Celsus bezeichnete die Rote Bete in seinem Werk „De medicinae" als Durchfallmittel.
Nach Dioskurides ist der Rote-Bete-Saft ein gutes Mittel gegen Entzündungen der Haut und der Schleimhäute. Seine Aufzeichnungen stammen aus dem Jahre 100.
Galen (200 n. Chr.) empfahl die Rote Bete als Leber- und Milzmittel.
Aretaeus von Kappadonien (400 n. Chr.) berichtete von ihrer fiebersenkenden Wirkung.
Der arabische Arzt Ali Ibn Isa (900 n. Chr.) beschrieb die „Succus betae" als reinigend für die inneren Organe.
Paracelsus beschrieb 1520 eine stärkende Wirkung und Sebastian Kneipp hielt sie 1850 für verdauungsfördernd und gut gegen grippale Infekte. Balzli wendete die Rote Bete 1927 bei trockenen und juckenden Ekzemen an und nach Kapferer (1927) verbessert sie die Sekretion der Verdauungsdrüsen.
Schoenenberger verwendete die Rote Rübe 1934 zur Kräftigung des Patienten nach Operationen.

Im Jahre 1919 berichtete der Pharmakologe Hugo Schulz in seinen Vorlesungen von seinen Erfolgen mit der Roten Bete in der Tumortherapie. Der Saft innerlich eingenommen wirkte sich in seinen Versuchen positiv auf Tumore aller Art aus. Auch A. Ferenczi[29] behandelte seine Krebspatienten ab 1950 erfolgreich mit der Roten Bete.
Möse und Hafferl[38] führten 1959 Tierversuche mit der Roten Rübe durch. Sie stellten dabei bei den Versuchstieren eine wachstumshemmende Wirkung auf die Krebszellen fest.
S. Schmidt[35] berichtete 1961 von 15 Leukämiepatienten und 150 weiteren Krebspatienten die er mit der Bete heilen konnte.
Trüb und Bartsch[36] berichteten 1962, dass die rote Bete eine krebshemmende Wirkung beim Menschen hat und die Wirkung von Chemotherapeutika verbesserte.
Auch Olbert[37] führte 1963 Tierversuche an Ratten durch und konnte die wachstumshemmende Eigenschaft auf Krebszellen bestätigen.

Auch Dr. Dr. P.G. Seeger arbeitete ab 1958 mit der Roten Rübe. Durch den Saft der Roten Bete war die Chemotherapie für die Patienten besser verträglich und wurde in ihrer Wirkung gesteigert. Er konnte in seinen Tierversuchen die Überlebenszeit der Tumormäuse beachtlich steigern[9] und so waren es in der darauf folgenden Zeit noch viele Aussagen von Forscher und deren Studien, über den positiven Einfluss der Roten Bete bei Krebserkrankungen.

Was hat es nun an sich mit der Roten Bete, was ist das für eine Pflanze mit solcher Heilkraft?

Die roten Rüben gehört zur Familie der Fuchsschwanzgewächse. Alle Kulturrüben werden heute in der Unterart Beta vulgaris zusammengefasst. Die Rote Bete ist mit der Zuckerrübe und dem Mangold verwandt. Über die positiven Inhaltsstoffe der Rüben schrieb ich bereits in dem Buch „Besser Leben mit Melasse“[10].
Wie die Zuckerrübe ist die Rote Rübe eine Kulturform der Gemeinen Rübe. Sie kam mit den Römern nach Mitteleuropa. Ihren Ursprung hat die Gemeine Rübe im Mittelmeerraum, wahrscheinlich in Nordafrika. Sie stammt wiederum von der wilden Rübe oder der Wildbete (bzw. Seemangold) ab. Die inzwischen gleichmäßige rote Farbe der Rübe ist ein Resultat von Züchtungen aus dem 19.Jahrhundert.
Die Rote Bete ist eine zweijährige krautartige Pflanze. Im ersten Jahr werden die Rübe und eine Blattrosette ausgebildet. Die fleischige Rübe entsteht zum großen Teil durch eine Verdickung des Wurzelhalses, also dem Abschnitt der Sprossachse unterhalb der Keimblätter. Dementsprechend ragt auf den Feldern der Großteil der Rübe über die Bodenoberfläche hinaus. Die Rübe kann verschiedene Formen haben und ein Gewicht von bis zu 600g erreichen. Sie hat eine dünne Haut und darunter ein knackiges, saftiges Fleisch mit aromatischem Geschmack.
Die Laubblätter sitzen in einer Rosette unmittelbar an der Knolle. Ihre länglichen und eiförmigen Blätter können etwa eine Länge von 15 bis 30 cm erreichen und sind am Rand etwas gekräuselt.

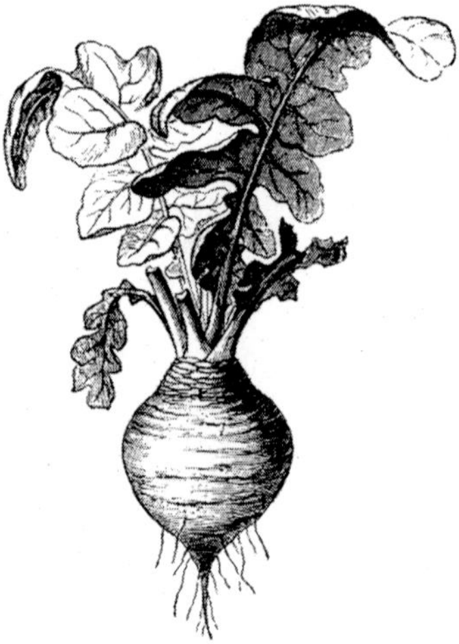

Bild 3. Abbildung der Roten Bete

Im zweiten Jahr bildet sich ein bis zu einem Meter hoher Stängel mit einem Blütenstand aus. Die zwittrigen Blüten sind von grüner oder grünrötlicher Farbe.

Die auffällige rote Farbe der Knolle beruht hauptsächlich auf der hohen Konzentration des Glykosids Betanin. In der Vergangenheit wurde die Rote Bete daher auch als Färberpflanze eingesetzt.
Das Betanin findet heute als Lebensmittelfarbstoff (E162) Verwendung. Betanin ist ein Antioxidans, das den oxidativen Stress senkt und damit die freien Radikale bekämpft. So schützt die wertvolle Knolle unsere Energiekraftwerke in den Zellen.

In den Mitochondrien, also den Kraftwerken der Zellen, entstehen durch den Verbrennungsstoffwechsel hohe Mengen an freien Radikalen. Diese könnten die Mitochondrien nachhaltig schädigen, wenn sie nicht durch geeignete Gegenmaßnahmen wie dem Betanin abgefangen werden.
Genau diese Schutzwirkung des Farbstoffs Betanin in der Roten Bete, die auch unseren Abwehrkräften dient, wird durch andere wertvolle Nährstoffe verstärkt, die ebenfalls in der Knolle enthalten sind: Vitamin C und die Mineralstoffe Zink und Selen.

Ferner unterstützen sie mit einer Vielzahl von Mineralstoffen und Spurenelementen die Leistung der Abwehrzellen gegen Bakterien und Viren, aber auch gegen Krebszellen.

Schutz für Herz und Kreislauf

Rote Rüben enthalten aber auch Folsäure, Eisen und etliche Vitamine aus der B-Gruppe. Dieser Mix an Vitalstoffen ist wichtig für die Blutbildung, schützt aber auch die Gefäße vor Ablagerungen durch oxidiertes Cholesterin und damit vor Arteriosklerose.
Durch Arteriosklerose kann es zu Gefäßverschlüssen und schlimmstenfalls zu Schlaganfall und Herzinfarkt kommen.

Zu bedenken ist allerdings, dass die Vitamine und Mineralstoffe, insbesondere die Folsäure, in der Roten Bete hitze- und lichtempfindlich sind. Um zu vermeiden, dass ein erheblicher Teil der wertvollen Substanzen verloren geht, sollte man die Knolle daher möglichst in einer dunklen Umgebung lagern. Die tumorhemmenden Eigenschaften werden jedoch durch Hitze nicht zerstört. Die herfür relevanten Inhaltsstoffe sind hitzestabil.

Hilfe für die Leber

Der Farbstoff Betanin, der zu den Anthozyanen gehört und das Cholin, eine Ammoniumverbindung, die ebenfalls in großer Menge in den Roten Rüben enthalten ist, helfen der Leber beim Abbau von Stoffwechselendprodukten.
Beim Verzehr größerer Mengen an Batanin können sich Urin und Darmausscheidungen rötlich färben, was aber völlig harmlos ist.
Cholin wirkt als fettabbauender Faktor und kann so die Einlagerung von Fett in der Leber verhindern[10]. Nach wissenschaftlicher Einschätzung der Europäischen Behörde für Lebensmittelsicherheit (EFSA) trägt Cholin zu einer normalen Leberfunktion und einem normalen Stoffwechsel des Homocystein bei.

Homocystein ist eine Substanz, die als Zwischenprodukt im Stoffwechsel entsteht, wenn besonders viel Fisch und Fleisch verzehrt wird.
Bislang hielt die Medizin Cholesterin für den größten Risikofaktor unserer Blutgefäße. Doch das giftige Homocystein hat dem Cholesterin in den letzten Jahren deutlich den Rang abgelaufen.
Der Normwert von Homocystein liegt nüchtern gemessen zwischen 5 und 12 µmol/l. Übersteigt es diesen Wert, greift es die Gefäße an und ist ein möglicher Verursacher von Herzinfarkt, Schlaganfall, Alzheimer, Osteoporose oder dem chronischen Schmerzsyndrom.

Damit das gefährliche Homocystein vom Körper abgebaut und ausgeschieden werden kann, müssen aber auch ausreichend B-Vitamine zur Verfügung stehen, welche ja reichlich in der Roten Bete vorhanden sind.

Aufgrund ihres recht hohen Vitamin-B-, Kalium-, Eisen- und primär Folsäuregehalts ist die Rote Rübe ein gesundes Gemüse, das gegart als Beilage oder roh für Salate verwendet wird.
Ferner ist die Rote Bete ein wichtiger Bestandteil von Labskaus, beliebt in Norddeutschland und Borschtsch (Osteuropa). Die Blätter können gekocht ebenso verzehrt werden, was auch sinnvoll wäre, denn sind reichhaltig an Vitaminen und Mineralstoffen.

Menschen, die zur Bildung von Nierensteinen (Calciumoxalat-Steine) neigen, z.B. Morbus-Crohn-Patienten, sollten die Rote Rübe und verwandte Gemüsesorten nur in Maßen essen, da sie reich an Oxalsäure sind und damit die Bildung von Nierensteinen begünstigen.
Außerdem kann die Rote Bete, die große Mengen von Nitraten einlagert, bei falscher Lagerung giftige Nitrite bilden. Die in Frischpresssaft von Rote Bete enthaltenen Nitrate werden aber auch für einen blutdrucksenkenden Effekt verantwortlich gemacht.

So schrieb Dr. med. Bublak: „Für die Untersuchung am William-Harvey-Institut der Queen Mary University in London hatte ein Forscherteam 68 Probanden im Alter von 18 bis 85 Jahren gewonnen, deren mittlere Tages-Blutdruckwerte in der Langzeitmessung über 130/85 mmHg lagen. 34 von ihnen nahmen Medikamente gegen Bluthochdruck ein, die anderen 34 waren unbehandelt. Nach der Zufallsverteilung auf zwei Gruppen tranken die Teilnehmer entweder vier Wochen lang täglich 250 ml nitratreichen (entsprechend einer Tagesmenge von etwa 6 mmol Nitrat) oder – als Placebo – nitratfreien Rote-Beete-Saft. Während die Blutdruckwerte in der Placebogruppe unverändert blieben, zeigten sich in der Nitratgruppe statistisch bedeutsame Unterschiede zu den Ausgangsmessungen. In der klinischen Messung sank der Blutdruck der Probanden unter dem Einfluss von nitrathaltigem Rote-Beete-Saft im Mittel um 7,7/2,4 mmHg. Für die 24-Stunden-Messung ergab sich eine Reduktion um 7,7/5,2 mmHg[11]".

Die Summe macht's

Zu sagen, dieser oder jener Inhaltsstoff der Roten Bete sei am wichtigsten, wäre mit Sicherheit falsch. Wie in einem Orchester niemals ein Instrument alleine für den Klang der Musik verantwortlich ist, so kann auch ein Wirkstoff nicht alleine maßgeblich sein für die positiven Wirkungen der Roten Rüben. Nur in ihrer Kombination entfalten die Vitalstoffe ihre volle Wirkung. Gerade die Farb- und Geschmacksstoffe, auch als Sekundäre Pflanzenstoffe bekannt, wirken antioxidativ und somit als Radikalfänger, antimikrobiell, antikanzerogen (gegen Krebs) und entzündungshemmend.

Leider sind bis zum heutigen Tage nur ca. 5 Prozent der Sekundären Pflanzenstoffe pharmakologisch untersucht worden. Von den wenigen, die man bisher erforscht hat, finden sich viele mit extrem positiven Eigenschaften und insgesamt lässt sich sagen, dass die meisten dieser Pflanzenstoffe lebensnotwendig sind, u.a. in ihrem Zusammenspiel.

Sie verstärken sich gegenseitig in ihrer Wirkung und regenerieren Vitamine. Sie reparieren DNA-Schäden und binden krebserregende Substanzen im Körper, bevor diese gesunde Zellen schädigen können und vieles mehr.

Rote Bete beinhaltet eine hohe Anzahl an sekundären Pflanzenstoffen, die genaue Anzahl ist bis heute unbekannt. Diese verleihen der Roten Rübe auch zum Teil ihr Aussehen und ihren Geschmack. Die moderne Forschung geht mittlerweile davon aus das diese Substanzen wichtiger sind als alle Vitamine, Mineralstoffe und Spurenelemente zusammen.

In den Büchern des letzten Jahrhunderts steht geschrieben, die Sekundären Pflanzenstoffe unterstützen die Vitamine in ihrer Wirkung. In der neueren Literatur der letzten Jahre findet man die Aussage in umgedrehter Form: Die Vitamine unterstützen die Sekundären Pflanzenstoffe in ihrer Funktion. So ändert sich die Ansicht über die Funktionen der Vitalstoffe mit jeder neueren Studie.
Ein Apfel hat rund 20000 Sekundäre Pflanzenstoffe, Algen noch rund 4000 dieser Substanzen. Ein Großteil wie erwähnt unerforscht. In der Roten Bete finden wir einen hohen Anteil an Flavonoiden. Zu den Flavonoiden zählen rund 4000 Verbindungen, die sich wieder in Untergruppen aufgliedern, wie zum Beispiel Anthozyane, Flavandiole und Flavanole. Sie wirken antioxidativ und antikanzerogen, ganz besonders die Flavanole und die Anthozyane.

Die Vitamine der Roten Rüben

Der Mensch ist auf eine vitaminreiche Nahrung angewiesen, da er nur sehr wenige Vitamine in geringen Mengen selbst produzieren kann. Vitamine sind daher ein kostbares Gut in Obst und Gemüse und daher auch in der Roten Bete.
Durch den Einfluss von Licht, Luft und Wärme werden viele Vitamine zerstört. Daher gehen bei längerer und unsachgemäßer Lagerung ein Teil der Vitamine verloren. Beispielsweise ist Vitamin C bei der Ernte noch zu 100% in Gemüse enthalten. Doch schon am vierten Tag sind bei optimaler Lagerung nur noch weniger als 50% davon vorhanden. Bei falscher Lagerung, zum Beispiel bei Zimmertemperatur, also etwa 20 Grad, sind nach zwei Tagen nur noch 30% der ursprünglichen Vitaminkonzentration vorhanden.

Vitamin C ist sehr lichtempfindlich, daher sollte man Vitamin C haltiges Gemüse dunkel lagern. Lagert man Gemüse in Wasser, so sind im unzerkleinerten Zustand nach zwölf Stunden 10% des Vitamin C ausgeschwemmt. Im zerkleinerten Zustand bereits über 50%.
Die oben genannten Vorgänge, lassen sich aber auch auf viele andere pflanzliche Inhaltsstoffe übertragen.

Früher benannte man die Vitamine nach der Reihenfolge ihrer Entdeckung. Zwischenzeitlich wurden sie nach ihrer Wirkung benannt, so wie der Beri-Beri-Schutzstoff das Vitamin B1. Mittlerweile werden die Vitamine nach Funktion oder der chemischen Beschaffenheit benannt. Dies kann gerade bei den B-Vitaminen schnell zu Verwirrung führen, da ein und dieselbe Substanz bis zu vier Bezeichnungen haben kann.

Vitamine besitzen hauptsächlich steuernde und katalytische Eigenschaften im Stoffwechsel. Gerade deshalb sind sie lebensnotwendig.
Vitamine werden nach ihren Eigenschaften in fett- und wasserlöslich unterteilt. Aufgrund ihrer Löslichkeit lassen sich viele ihrer biologischen Eigenschaften erklären.
Fettlösliche Vitamine werden teilweise in sehr großen Mengen in Leber und in Fettgewebe eingelagert. Aus diesen Vitaminspeichern kann der Körper auch in längeren Phasen der Unterversorgung noch mit den entsprechenden Vitaminen versorgt werden.
Die hohe Speicherfähigkeit dieser Vitamine kann durch eine entsprechende Überversorgung auch zu Hypervitaminosen (Vergiftungserscheinungen) führen. Bei wasserlöslichen Vitaminen gibt es diese Speicherfunktion nicht. Eine über den Bedarf hinausgehende Versorgung wird mit dem Urin wieder ausgeschieden.

Jedoch ist die erhöhte Zufuhr, auch der fettlöslichen Vitamine, in vielen Krankheitsfällen sinnvoll. Die theoretische Möglichkeit einer Überdosierung sollte nicht dazu führen, diese wirksamen Vitamine zu meiden.

Die fettlöslichen Vitamine kommen aber in der Roten Bete nur in Spuren vor. Eine Überdosierung der fettlöslichen Vitamine ist daher mit der Roten Bete oder daraus gewonnenen Konzentraten nicht möglich.

Zu den wasserlöslichen Vitaminen zählen die Vitamine der B-Gruppe und Vitamin C (Ascorbinsäure). Sie kommen in natürlicher und damit in aktiver Form in der Roten Rübe vor.

Das Thiamin (Vitamin B1)

Thiamin ist ein wasserlösliches, hitzeempfindliches Vitamin. Es wird durch UV-Licht und Sauerstoffoxidation zerstört. Demzufolge ist es notwendig, Vitamin B1-haltige Nahrungsmittel und somit auch die Roten Rüben, kühl und dunkel zu lagern, um einen vorzeitigen Zerfall dieses Vitalstoffs zu verhindern.
Thiamin wird nach der Resorption im Darm an Bluteiweiße gebunden. Sind die jeweiligen Eiweiße mit B1 besetzt, wird das überschüssige B1 über den Urin ausgeschieden. Demnach ist eine kontinuierliche Versorgung mit thiaminhaltigen Lebensmitteln für die Gesundheit unentbehrlich.
Bei einem Vitamin-B1-Mangel wird der Sauerstoffstoffwechsel erheblich gestört. Dies wirkt sich an vielen Stellen des Körpers negativ aus, ferner kann es die Umwandlung von gutartigen zu bösartigen Zellen begünstigen.
Vitamin B1 ist zudem an bestimmten Nervenfunktionen beteiligt. Ein Thiamin-Mangel kann daher zu Krämpfen, Lähmungen, Muskelschwäche und Nervenentzündungen führen.
Es gibt einige Erkrankungen, die mit solchen chronischen Nervenentzündungen einhergehen, Multiple Sklerose oder Trigeminusneuralgie wären Beispiele hierfür. Daher sollte man bei der Behandlung solcher Krankheiten auch an Vitamin B1 denken.

Das Riboflavin (Vitamin B2)

Riboflavin ist ein hitzebeständiges Vitamin. Da es im Wachstum eine zentrale Rolle einnimmt, wird es im Volksmund auch als Wachstumsvitamin bezeichnet. Seine Zersetzung durch Hitze setzt erst ab 240 Grad ein. Licht und Sauerstoff dagegen inaktivieren dieses Vitamin.

Riboflavin kann in Leber, Nieren und Herz kurzfristig in gebundener Form gespeichert werden. Die Speicherdauer hält aber nicht länger als sechs Wochen an.
Ein Vitamin-B2-Mangel kann zu Hautveränderungen, wie Rötungen oder Schuppungen in den Augenwinkeln, oder brüchigen oder stumpfen Fingernägeln führen.

Ferner kann Riboflavinmangel den „Grauen Star" begünstigen. Eine Augenerkrankung die mit einer Stoffwechselstörung der Linse einhergeht. Hierbei werden Stoffwechselendprodukte in die Linse eingelagert. Die Linse wird durch diese Einlagerungen trübe. Dadurch kann das Licht nicht mehr richtig durch die Linse hindurch treten, die betroffene Person erblindet allmählich.

In der Migräne-Forschung wird vermutet, dass Migräne-Patienten an einer Unterversorgung des Hirnstoffwechsels mit Riboflavin leiden, was durch die Zuführung von entsprechend mehr Vitamin B2 behoben oder gelindert werden kann.
Neurologen empfehlen daher eine Tablette Riboflavin am Tag zur Prophylaxe gegen Migräne. Statistisch gesehen, senkt es die Anfälligkeit um etwa die Hälfte.
Wenn man die allgemein empfohlene Menge an Obst und Gemüse isst, treten normalerweise keine Mangelerscheinungen an Riboflavin auf.
Allerdings kann es bei Schwangeren und Alkoholkranken zu Mangelerscheinungen kommen, da diese einen erhöhten Bedarf haben. Sie äußern sich dann in Hautausschlägen, Hautrissen oder auch Symptomen wie Lichtüberempfindlichkeit.
Die klassische Mangelkrankheit, an der allerdings neben B2 auch ein Mangel an den Vitaminen B3, B6 und B9 beteiligt ist, heißt Pellagra. Sie war früher die Krankheit der armen Landbevölkerung.
Der Name kommt aus dem lateinischen und bedeutet „raue Haut", denn sie beginnt immer mit typischen Veränderungen an Hautpartien, die der Sonne ausgesetzt sind. Die Krankheit konnte damals mit Hefe geheilt werden, da diese sehr viele B-Vitamine enthält.

Ferner ist Riboflavin an einer Reihe von Reaktionen beteiligt, die für den Abbau von Fettsäuren und Purinen verantwortlich sind. Es ist aber auch an der Energiegewinnung einer jeden Körperzelle beteiligt.

Purine sind Bestandteile von Zellkernen. Im Organismus werden ständig alte Zellen abgebaut und durch neue ersetzt. Die dabei abgebauten Zellkerne werden in Purine umgewandelt und später als Harnsäure über den Urin ausgeschieden. Sollte hierbei ein Fehler unterlaufen, kann sich die Harnsäure im Körper anstauen und kristallisiert dann an schlecht durchbluteten Stellen aus.
Diese Kristalle versucht nun der Körper über das Immunsystem abzubauen, was mit einer Entzündungsreaktion einhergeht. Gicht heißt das Ergebnis dieses Prozesses.
Auch hier kann Vitamin B2 regulierend eingreifen.
Jedoch muss an dieser Stelle erwähnt werden, dass die Nieren in erster Linie Wasser zu Ausscheidung der Harnsäure benötigen. Ein Flüssigkeitsmangel ist also weit vor Riboflavinmangel die Hauptursache von Gicht.

Das Vitamin B4 oder die Folsäure

Die Folsäure, auch Vitamin B9, Vitamin B11 (ungebräuchlich) oder Folat genannt, ist ein 1941 entdecktes, hitze- und lichtempfindliches Vitamin aus dem B-Komplex.
Auf die menschliche Haut treffende intensive Sonnenstrahlung reduziert unter anderem die Folsäure im Körper. Bei hellhäutigen Menschen ist der Effekt besonders stark.

Mangelnde Folsäureversorgung von schwangeren Frauen führt in Europa zur Geburt von jährlich tausenden Kindern mit Neuralrohrerkrankungen (Spina bifida). Durchschnittlich tritt eine Spina bifida in Mitteleuropa bei mindestens einem von 1.000 Kindern auf, wobei Mädchen etwas häufiger betroffen sind als Jungen.

Bei der Spina bifida – von lat. spina (Stachel, Dorn) und bifidus (in zwei Teile gespalten), somit auf deutsch „Wirbelspalt“ oder „Spaltwirbel“, auch „offener Rücken“ genannt – handelt es sich um eine Wirbelsäulenfehlbildung, die unterschiedliche Ausprägungen haben kann. Die Fehlbildung kann von einer Verbreiterung der Wirbelkörper, bis hin zu einer völligen Freilegung des Rückenmarks gehen mit all den dazu gehörigen Konsequenzen.
Je nach Schweregrad der Fehlbildung, genauer gesagt, der Rückenmarksschädigung, sind Menschen mit Spina bifida kaum oder sehr stark körperlich beeinträchtigt. Probleme beim Gehen sind ebenso möglich wie Querschnittslähmungen. Auch ist meist keine Kontrolle über Darm und Blase vorhanden. Es kommt im Wesentlichen darauf an, in welchem Bereich der Wirbelsäule sich die Fehlbildung befindet und wie stark die Nerven beeinträchtigt sind.
Als essentielles Vitamin, welches der menschliche Organismus nicht selbst herstellen kann, muss Folsäure mit der Nahrung aufgenommen werden. Folsäure ist außer in Roter Bete auch in Vollkornprodukten, grünem Blattgemüse, Brokkoli, Karotten, Spargel, Rosenkohl, Tomaten, Eigelb und Nüssen enthalten. Auch in Obst, Fisch und Fleisch finden sich geringe Mengen davon. Zu den natürlichen Folsäurelieferanten zählt insbesondere auch der Weizen.
Die Folsäure muss über den Darm ins Blut resorbiert werden. Von da aus gelangt es über das venöse System zu seinem Speicherort der Leber. Die Speicherdauer ist aber nur sehr kurz, schon nach vier Wochen folsäurefreier Ernährung ist der Speicher weitgehend erschöpft.

Erste Symptome eines Folsäuremangels sind Veränderungen der Zellteilung, eine Störung der DNA-Produktion.
Dadurch stellen sich auch Veränderungen an der Magen- und Darmschleimhaut ein. In Folge dieser Veränderungen kommt es zu Durch fällen und einer schlechteren Aufnahme von Nahrungsbestandteilen im Darm.

Folsäure ist auch wichtig für den Hirnstoffwechsel. Eine Beeinträchtigung des Hirnstoffwechsels durch Folsäuremangel führt zu depressiven Verstimmungen, Schlaflosigkeit, psychischen Störungen und Vergesslichkeit.

Ein Folsäuremangel im menschlichen Körper wirkt sich auch auf das Blutbild aus, indem er zu einer hyperchromen und makrozytären Anämie führen kann. Bei dieser Form der Anämie (Blutarmut), kommt es zur Bildung von vergrößerten roten Blutkörperchen, die gleichzeitig im Inneren zu wenig Blutfarbstoff beinhalten.

Die bei dieser Blutarmut auftretenden Symptome sind entweder eine direkte Folge der Sauerstoffunterversorgung oder der Kompensationsmechanismen des Körpers. Patienten merken, infolge der mangelhaften Sauerstoffversorgung des ganzen Körpers, als erste Symptome häufig Leistungsabfall und schnelle Ermüdbarkeit.

Haut und Schleimhäute sind durch Blässe gekennzeichnet, wobei zumindest die Hautblässe abhängig von der Hautfarbe nicht immer leicht erkennbar ist. Durch Unterversorgung des Gehirns mit Sauerstoff können Kopfschmerzen, Ohrgeräusche (Tinnitus), Übelkeit, Ohnmacht (Synkopen), Schlaflosigkeit, Konzentrationsprobleme und Sehstörungen auftreten.
Eine Sauerstoffunterversorgung des Herzmuskels kann zu Angina pectoris führen. Bei der Angina pectoris kommt es zu Herzinfarkt ähnlichen Symptomen. Infolge der Sauerstoffunterversorgung in den Nieren kann es zu einem geringfügigen Ausscheiden von Blut im Urin, einer leichten Eiweißausscheidung und einem Rückhalt von Salz und Wasser kommen. Weiterhin können bei länger anhaltender Anämie brüchige Finger- und Fußnägel, Haarausfall und Spliss beobachtet werden.

Folsäure wird auch in den Mitochondrien der Zellen gespeichert. Nur so können dort viele der kohlenstoffübertragenden Reaktionen stattfinden, die wichtig sind für die Bildung des Energieüberträgers (ATP). Kommt es zu einem ATP-Mangel im Körper, können sich vielfältige Krankheitssymptome einstellen.
Ein ATP-Mangel, also ein zellulärer Energiemangel treibt die Zellen in den Gärungsstoffwechsel und damit letztendlich auch in die Bösartigkeit.

Vitamin B6-Gruppe

Das Vitamin B6 umschließt eine Gruppe von Vitameren. Unter Vitameren versteht man chemisch verwandte Verbindungen, mit qualitativ gleicher biologischer Wirkung.
Neben Pyridoxin sind die wichtigsten Vitamin B6-aktiven Verbindungen Pyridoxal und Pyridoxamin.

Pyridoxin ist überwiegend in Pflanzen vorhanden, während Pyridoxal und Pyridoxamin hauptsächlich in Lebensmitteln tierischer Herkunft vorkommen.
Chemisch unterscheiden sie sich nur geringfügig von einander. Physikalisch hingegen, reagieren sie sehr unterschiedlich auf Hitze. Pyridoxin ist gegenüber den anderen beiden B6-aktiven Verbindungen sehr hitzestabil. Daher sind die B6-Verluste beim Garen von pflanzlichen Lebensmitteln geringer als die tierischen Ursprungs.

Pyridoxin gelangt durch Diffusion im Dünndarm in das Blut. Vitamin B6 ist wie viele andere wasserlösliche Vitamine nur über einen kurzen Zeitraum speicherfähig. Nach schon zwei bis sechs Wochen sind die Vitamin-B6-Reserven aufgebraucht.

Die Vitamin B6-Derivate wirken als Coenzyme in etwa 100 enzymatischen Reaktionen. Fast alle diese Reaktionen finden im Aminosäurenstoffwechsel statt. So sind sie beispielsweise auch an der Hämoglobinsynthese (Produktion des roten Blutfarbstoffes) beteiligt, sowie an der Bildung von Neurotransmittern (Botenstoffen im Gehirn).

Vitamin B6-Mangelerscheinungen können ein breites Spektrum an Symptomen erzeugen. Sie treten meistens gemeinsam mit einem Mangel an anderen wasserlöslichen Vitaminen auf und haben folgende Anzeichen:

- Appetitverlust, Durchfall und Erbrechen.
- Dermatitis (Hautentzündungen)und Wachstumsstörungen.
- Degeneration (Abbau) der peripheren Nerven mit Paralyse (Auflösen), und afferenter Ataxie.

Ataxie bedeutet in diesem Fall, Wahrnehmungen des Körpers werden nicht mehr richtig an das Gehirn weitergeleitet, sodass dieses die notwendigen Bewegungsabläufe des Körpers nicht mehr richtig berechnen kann.

- Krampfzustände in unregelmäßigen Intervallen.
- Depressionen und Sensibilitätsstörungen.
- Schlafstörungen.
- Mikrozytäre, hypochrome Anämie (Blutarmut durch Störung der Hämoglobin-Produktion im Knochenmark).
- Seborrhoe Veränderungen der Haut um Augen, Nase und Mund.

Als Seborrhoe wird das klinische Bild mit „fettiger Haut" und „fettigen Haaren" bezeichnet, das meist mit Beginn der Pubertät auftritt, sich in der Regel im Verlauf des dritten Lebensjahrzehnts wieder zurückbildet und als kosmetisches Problem wahrgenommen wird. Bevorzugte Körperareale sind die behaarte Kopfhaut sowie Stirn, Nase, Nasen-Lippen-Falte, Augenlider und Nacken, Achselhöhlen.
Diese Hautbereiche werden auch als seborrhoische Hautareale bezeichnet.

- Cheilosis – ist eine schmerzhafte Rötung und Schwellung der Lippen mit Schuppung und Rhagadenbildung (Hauteinrisse) oftmals im Mundwinkelbereich.
- Glossitis – steht für eine Entzündung der Zunge.

Eine Glossitis kann durch einen Mangel an Vitamin B6 oder Cobalamin (Vitamin B12) ausgelöst werden und ist unter anderem auch ein Leitsymptom bei einer Eisenmangelanämie.

- Es können auch Angststörungen durch Vitamin B6-Mangel auftreten.

Angststörungen sind psychische Störungen, bei denen die Furcht vor einem Objekt oder einer Situation oder unspezifische Ängste im Vordergrund stehen. Wenn es ein solches gefürchtetes Objekt oder eine Situation gibt, spricht man von einer Phobie.

Den Phobien ist gemeinsam, dass die Betroffenen Ängste haben vor Dingen, vor denen Menschen ohne Angststörungen keine Angst haben, die also normalerweise nicht als gefährlich gelten. Dabei erkennen die betroffenen Personen zeitweise, dass ihre Angst übermäßig oder unbegründet ist.

Das Vitamin C

In der Roten Bete kommen große Mengen an Vitamin C vor. Vitamin C gilt als Schlüsselmolekül für den gesamten Zellstoffwechsel. Es greift in zahlreiche Stoffwechselprozesse ein und schützt so die Zellen vor oxidativem Stress. Ferner ist Vitamin C auch maßgeblich für ein gesundes Immunsystem.
Es ist wichtig für eine normale Kollagenbildung und somit unentbehrlich für Blutgefäße, Knorpel, Zahnfleisch, Haut oder den Knochenstoffwechsel.

Das kollagene Bindegewebe wird durch Vitamin C und einigen L-Aminosäuren gefestigt. Krebszellen versuchen dieses Gewebe mit eiweißspaltenden Enzymen (MMP9) zu durchtrennen, um so in die Tiefe wachsen zu können. Je stabiler das Bindegewebe ist, desto schlechter können sich die Krebszellen im Organismus ausbreiten.

Vitamin E (Tocopherol)

Der Begriff „Tocopherol" leitet sich von den griechischen Wörtern „tocos" (Geburt) und „pherein" (hervorbringen) ab. Aufgrund der Entdeckung zu Beginn der 1920er Jahre, dass die Vermehrungsfähigkeit der Ratten von diesem fettlöslichen Nahrungsbestandteil abhängt, wurde Vitamin E auch als das „Fruchtbarkeits-Vitamin" bezeichnet.

Wie alle fettlöslichen Vitamine wird auch Vitamin E im Rahmen der Fettverdauung im oberen Dünndarm aufgenommen.
Die Anwesenheit von Nahrungsfetten als Transportmittel der fettlöslichen Vitamine, Gallensäuren und Pankreasenzymen (Verdauungsenzymen

aus der Bauchspeicheldrüse) zur Spaltung der Fette, ist für eine optimale Aufnahme von Vitamin E über den Darm notwendig.
Nachdem das Vitamin E resorbiert wurde, wird es wie die Vitamine D, K, und A im Fettgewebe eingelagert.

Vitamin E ist wie Vitamin C ein Antioxidans der Spitzenklasse. Ein Antioxidans hat die Aufgabe, freie Radikale abzufangen und auf diese Weise den Körper zu schützen.
Freie Radikale sind Atome oder Moleküle in deren Aufbau ein Elektron fehlt. Ein Großteil dieser freien Radikale fallen im Sauerstoffstoffwechsel der Zellen an.
Werden diese Sauerstoffabkömmlinge nicht durch Antioxidantien abgefangen, haben sie eine zerstörerische Wirkung auf die Energiekraftwerke der Zellen. Wird die Zelle pausenlos von freien Radikalen angegriffen, dann kommt es zu irreparablen Zellschäden.
Vitamin E wirkt sich auch positiv auf die Blutgefäße aus. Es hält die Gefäße elastisch, wodurch weniger Ablagerungen entstehen. Vitamine E schützt auch vor einer vorzeitigen Oxidation des LDL-Cholesterins und verhindert damit, dass es ranzig wird und an der Arterienwand kleben bleibt.
Vitamin E schützt auch vor einer vorzeitig einsetzenden Blutgerinnung und kann so Thrombosen und Schlaganfällen sowie Herzinfarkten entgegenwirken.

Die Fettsäuren in der Roten Bete

Die Rote Bete enthält auch wichtige Fettsäuren. So finden wir in der Knolle Palmitinsäure, Linolsäure, und Spuren von Linolensäure. Außerdem noch die Omega-3 und Omega-6-Fettsäuren.

Palmitinsäure

Palmitinsäure zählt zu den gesättigten Fettsäuren. Im menschlichen Organismus wird Palmitinsäure im Rahmen der Energiespeicherung

im Fettgewebe durch Kettenverlängerung aus kleineren Molekülkomponenten hergestellt. Dadurch werden überflüssige Kohlenhydrate in Energiereserven umgewandelt.
Beim Menschen macht Palmitinsäure ca. 20-30 Prozent des Depotfetts aus. Ferner kommt sie in hoher Konzentration in der Muttermilch vor.

Linolsäure

Bei der Linolsäure handelt es sich um eine essentielle, zweifach-ungesättigte Fettsäure, die zu den Omega-6-Fettsäuren gerechnet wird.
Linolsäure ist essentiell, dies bedeutet sie kann nicht vom menschlichen Körper gebildet werden und muss daher durch die Nahrung zugeführt werden. Sie ist Grundlage für die Bildung von mehrfach ungesättigten Fettsäuren wie Linolensäure und Arachidonsäure, die der Bildung von lokal wirkenden Hormonen dienen. Sie spielen eine Rolle bei der lokalen Schmerzvermittlung und wirken bei lokalen Entzündungsprozessen, sowie der Fieberentstehung mit.
Gerade Letztere ist für die Tumorbekämpfung wichtig.
Fieber ist eine gesunde Abwehrreaktion des Organismus. Viele Krebspatienten hatten über Jahre hinaus keine Erhöhung der Körpertemperatur, was ein Zeichen für eine Abwehrschwäche ist.

Linolsäure zeigte in Tierversuchen krebshemmende und antioxidative Effekte. Des Weiteren wird Linolsäure ein Effekt als "Fatburner" nachgesagt, welcher den Muskelaufbau steigern, sowie die Fettverbrennung fördern soll.

Linolensäure

Bei der Linolensäure handelt es sich um eine dreifach ungesättigte Fettsäure. Sie wird zur Gruppe der Omega-3-Fettsäuren gezählt. Sie wird ähnlich der Linolsäure zu Arachidonsäure umgebaut und hat daher eine ähnliche Wirkung.

Omega-3-Fettsäuren

Omega-3-Fettsäuren hemmen nachweislich Entzündungen und beschleunigen Regenerationsprozesse von entzündeten Muskeln und Sehnen. Sogar auf die mentalen Funktionen besitzen die Omega-3-Fettsäuren einen positiven Einfluss, sie verbessern die geistige Aufnahmefähigkeit und die Gedächtnisleistung.

Zudem stabilisieren sie den Serotonin- und Dopaminspiegel (Botenstoffe des Gehirns), was sich positiv auf die Stressanfälligkeit auswirkt.

Omega-3-Fettsäuren haben sich aufgrund ihrer Eigenschaften bei Arthritis, Migräne, Asthma, chronisch entzündlichen Krankheiten, Osteoporose und Depressionen bewährt.

Omega-6-Fettsäuren

Sie sorgen vor allem für die Bildung von Fettgewebe bzw. Fettzellen. Je mehr Fettgewebe, desto besser können Reserven gespeichert werden. Zudem fördert Omega-6 die Fetteinlagerungen auch in anderer Hinsicht, es erleichtert nämlich den Übergang von Fettsäuren aus dem Blut in die Fettdepots.
Omega-6-Fettsäuren sind aber auch Bausteine von Zellmembranen und wesentlich an der Regulation von Entzündungsprozessen beteiligt.
Aufgrund des Zusammenspiels zwischen Omega-3- und Omega-6-Fettsäuren, ist es wichtig, das Verhältnis der beiden zueinander zu betrachten. Aus beiden entstehen Gewebshormone, aber die Botenstoffe aus Omega-6 können entzündungsfördernd wirken.
Omega-6-Fettsäuren sind wichtig für Wachstum, Wundheilung und Infektionsabwehr. Es ist entscheidend, die beiden Fettsäuren in einem optimalen Verhältnis zu sich zu nehmen.

Aminosäuren – Bausteine des Lebens

Die Wichtigkeit der Proteine auf den menschlichen Organismus ist heute noch unüberschaubar, da die bisherige Forschung sich nur unzureichend mit diesen Bausteinen des Lebens auseinander gesetzt hat. Vieles ist bekannt, aber jeden Tag werden neue Zusammenhänge ans Tageslicht gebracht.
In der Roten Bete sind die essentiellen Aminosäuren in allen Varianten enthalten. Bei näherem Betrachten zeigt sich, dass die Rote Rübe neben essentiellen, also für den Menschen lebensnotwendigen Aminosäuren, auch nichtessentielle Aminosäuren in ausgewogener Vielfalt beinhaltet.

Die nichtessentiellen Aminosäuren kann der Körper aus den essentiellen Aminosäuren bilden. Jedoch bei erhöhtem Bedarf, beispielsweise bei Regenerationsprozessen, macht auch die zusätzliche Zufuhr dieser Aminosäuren einen Sinn.

Der Mensch besteht, einmal abgesehen von Wasser, zum großten Teil aus Eiweiß. Der Körper braucht die Proteine für Vitalität, Kraft und Leistung. Alle Körperfunktionen sind auf eine regelmäßige Zufuhr von hochwertigen Aminosäuren angewiesen.
Sie sind für ein starkes Immunsystem ebenso wichtig wie für den Aufbau von Muskeln, Haut, Haaren, Knochen oder Hormonen. Auch das Gehirn braucht Aminosäuren für Konzentration, gute Laune und innere Ausgeglichenheit.
Auch eine ausreichende Hämoglobinproduktion (roter Blutfarbstoff) ist nur durch eine genügende Zufuhr von Aminosäuren möglich.

In reinem Zustand sind die Aminosäuren ausnahmslos feste, kristallisierende Stoffe, die sich in Wasser meist leicht, in Alkohol nicht oder nur schwer lösen. Sie können sich als Säuren und Basen zugleich betätigen. Da sie eine COOH-Gruppe besitzen, erhalten sie die Reaktionsfähigkeit einer organischen Säure, durch die NH_2-Gruppe erlangen sie gleichzeitig basische Eigenschaften.
Die Aminogruppe kann wie NH_3-Säuren addiert werden, wobei meist wasserlösliche Salze entstehen. Wenn man eine organische Säure mit

einer NH_2-Verbindung zusammenbringt, so neutralisieren sich beide Stoffe innerhalb des einzelnen Moleküls. Die NH_2-Gruppe wird durch die benachbarte COOH-Gruppe neutralisiert und es entstehen Salze, die man als Zwitterionen bezeichnet, da sie gleichzeitig zwei elektrische Ladungen besitzen.

Die Zwitterionen der Aminosäuren verhalten sich elektrisch neutral, sie wandern im elektrischen Feld weder nach dem Pluspol noch nach dem Minuspol, sie sind also in einem "isoelektrischen Zustand".
Die elektrochemische Doppelnatur der Aminosäuren ist eine der Ursachen für das mannigfaltige physikalisch-chemische Verhalten dieser Eiweißbaustoffe.

Der Aufbau der Aminosäuren in menschlichen, pflanzlichen und mikrobiellen Zellen kann nur durch hydrierende Armierung vor sich gehen. Den meisten Organismen – auch dem Menschen – fehlt die Fähigkeit, sämtliche zum Bau ihrer lebenswichtigen Proteinkombinationen nötigen Aminosäuren selbst herzustellen. Sie müssen mit der Nahrung zugeführt werden.

Viele krankhafte Zustände sind möglicherweise nur Anzeichen einer allgemeinen Hemmung der Synthese von lebenswichtigen Eiweißverbindungen. Wegen des unbemerkten, ständigen Verbrauchs von essentiellen Aminosäuren ist der Körper auf eine dauerhafte Zufuhr dieser Substanzen angewiesen.

Wie wichtig ein ausgeglichenes Verhältnis an Aminosäuren bei der täglichen Proteinsynthese ist, konnte Prof. Dr. Nicolai Worm[12] in seinen Studien belegen.
Durch Verabreichung von radioaktiv markierten Aminosäuren konnte er nachweisen, dass sich die Körperproteine in einem dynamischen Gleichgewicht mit ihren Bausteinen befinden. Wenn eine einzige Aminosäure fehlt, ist die Eiweißsynthese blockiert.

Es kommt zu krankhaften Zuständen wie Hypoproteinämie (zu wenig Eiweiß im Blut), Anämie, Ödembildung (Wassereinlagerung im

Gewebe), verzögerter Wundheilung, Immunschwäche, Organschäden, verminderter Toleranz gegenüber chemischer Giftstoffe da die Entgiftung durch Aminosäuremangel gestört ist, Muskelatrophie, Hautveränderungen und vieles mehr.

Eine erhöhte Anforderung an die Proteinsynthese stellen Wachstum, Schwangerschaft, Flüssigkeitsverlust nach Verbrennungen, Eiterungen und Regeneration von Gewebe dar. Diese Situationen bedingen eine verstärkte Zufuhr der essentiellen Aminosäuren. Bei bestimmten Stressbedingungen kann die Synthesefähigkeit des Organismus nachlassen, so dass zusätzliche Aminosäuren zugeführt werden müssen.

Die ungeahnten Anwendungsmöglichkeiten der Aminosäuren in der Medizin ergeben sich aus ihrer grundlegenden biochemischen Bedeutung.

Aminosäuren sollten nicht nur bei Zuständen hohen Proteinverbrauchs oder bei Proteinverlust zugeführt werden, sondern auch dann, wenn die Verdauung der Nahrungsproteine durch Krankheiten des Magen Darm-Traktes verzögert oder gestört ist[7].

Mineralstoffe und Spurenelemente

Ähnlich wie Vitamine und Sekundäre Pflanzenstoffe sind auch Mineralstoffe und Spurenelemente für den Körper lebensnotwendig, so sind sie wichtige Bestandteile von Enzymen, Proteinen und Hormonen.
Deshalb ist auch bei diesen Vitalstoffen eine regelmäßige und ausreichende Zufuhr notwendig.
Spuren- und Mengenelemente werden in der Fachsprache zu Mineralstoffen zusammengefasst.

Spurenelemente oder Mikronährstoffe kommen im Körper in Spuren vor und werden auch nur in kleinsten Mengen benötigt – daher ihr Name. Spurenelemente in der Roten Bete sind Selen, Kupfer, Eisen, Mangan, Zink, Fluorid und Jod.

Mengenelemente oder Makronährstoffe kommen im Körper in vergleichsweise großen Mengen vor und werden auch in relativ großen Mengen gebraucht.

Die in der Rübe enthaltenen Mengenelemente sind Kalium, Phosphor, Magnesium, Chlorid und der Schwefel.
Mangelerscheinungen bei den Mineralstoffen können vielfältige äußere und innere Ursachen haben.

Durch veränderte Anbaubedingungen in der Landwirtschaft haben viele Pflanzen einen geringeren Gehalt an Mineralstoffen und Spurenelementen, beispielsweise Zink und Selen. Daher gilt Deutschland mittlerweile als Selenmangelland.

Aber auch durch starkes Schwitzen oder akute und erstrecht chronische Durchfallerkrankungen kann es zu Mangelerscheinungen kommen.

Außerdem verbrauchen alle chronischen Erkrankungen vermehrt Vitalstoffe. Auch das kann zum Auslaugen der Depots führen. Wenn das Verhältnis der Säuren zu den Laugen nicht stimmt, da man „ausgelaugt" ist, überwiegen die Säuren. Jetzt spricht man davon, dass eine Person übersäuert ist.
Übersäuerung bedeutet also nicht, eine erhöhte Zufuhr von säurebildenden Nahrungsmitteln, sondern primär ein Mangel an den basischen Mineralstoffpuffern.

Einen vorübergehenden Mangel kann der Körper durch eine verringerte Ausscheidung und gesteigerte Aufnahme aus dem Darm ausgleichen. Eine längerfristige Mangelversorgung kann jedoch zu ernsthaften Erkrankungen führen[47].
Die Angaben zum Gehalt von 100g Roter Bete an Mineralstoffen und Spurenelementen stammen aus dem Vitalstoff-Tabellarium von Schweigart.

Inhaltsstoffe der Roten Rüben in mg/100g Roter Bete:

Natrium	258
Kalium	121
Magnesium	13,8
Kalzium	30
Phosphor	94
Chlor	35
Silizium	20600
Eisen	5300
Kupfer	40
Mangan	577
Fluor	28
Jod	2,1
Selen	0,001
Zink	0,269
Schwefel	15

Silizium

Silizium ist der wichtigste Stoff für Haut, Haare und Nägel. Die bekannteste Eigenschaft des Siliziums ist seine strukturgebende Wirkung, durch die das Bindegewebe also der Haut, Knorpel, Sehnen und Bänder seine elastische Stabilität erhält. In dieser Funktion ist Silizium wichtig für die Bildung der Bindegewebsfasern Elastin und Kollagen. Elastin hält, wie der Name bereits vermuten lässt, das Bindegewebe elastisch und Kollagen sorgt für seine Festigkeit. Fehlt Silizium im Bindegewebe, verliert es an Stabilität und Elastizität.
Ein schwaches Bindegewebe erzeugt so nicht nur Cellulite, es begünstigt auch die Ausbreitung von Tumorzellen im Gewebe.

Silizium hat neben der Strukturgebung noch weitere bedeutsame Aufgaben zur Erhaltung der Gesundheit. Diese bestehen einerseits darin, die Nährstoffversorgung jeder einzelnen Körperzelle zu gewährleisten und andererseits die Entsorgung der Stoffwechselendprodukte zu sichern.
Ein Siliziummangel des Bindegewebes kann folglich sowohl zu Nährstoffdefiziten, als auch zu einer Giftstoffbelastung des Körpers führen.
Die Folgeerkrankungen, zu deren Entwicklung ein Siliziummangel beitragen kann, können somit entsprechend vielseitig sein.
Eine weitere wichtige Eigenschaft des Siliziums ist seine Fähigkeit, das bis zu 300-fache seines Eigengewichtes an Wasser zu binden. Dadurch unterstützt es den Körper bei der Aufrechterhaltung seines Wasserhaushaltes, ohne den ein funktionierender Stoffwechsel nicht möglich wäre.

Natrium

Natrium erfüllt in unserem Körper zahlreiche wichtige Funktionen. So bestimmt es den Wasserhaushalt, reguliert den Blutdruck, den Säure-Basen-Haushalt und die Erregungsleitung in Muskel- und Nervenzellen. Das meiste Natrium nehmen wir durch Kochsalz (Natriumchlorid) auf, unverarbeitete Nahrungsmittel enthalten in der Regel dagegen nur wenig Natrium.

Starkes Erbrechen, Durchfall oder starkes Schwitzen können beispielsweise zu einem Natriummangel führen. Zeichen eines solchen Defizits sind Durst, Kopfschmerzen, Schwäche und Blutdruckabfall, Abnahme der Herz- und Organdurchblutung. Bei starkem Durchfall oder Erbrechen wird Natrium auch zur Behandlung eingesetzt.

Selen

Selen ist Bestandteil in über 20 verschiedenen Proteinen (Eiweiße) und übernimmt zahlreiche Schutz- und Regulationsaufgaben.
Beispielsweise wird Selen von dem wichtigsten antioxidativen Schutzsystem unseres Körpers, der Glutathionperoxidase, benötigt. Wichtige zellinterne Entgiftungsvorgänge werden durch dieses Enzym gesteuert.

Selen kommt daher eine besondere Bedeutung in der Vorbeugung von Krebserkrankungen zu.

Es stärkt außerdem die Immunabwehr, aktiviert Schilddrüsenhormone und neutralisiert schädliche Schwermetalle.
Wegen der zahlreichen Funktionen von Selen äußert sich ein Mangel meist recht unspezifisch, unter anderem in Müdigkeit, Muskelschwäche oder Infektanfälligkeit.

Kupfer

Kupfer ist ein wichtiger Bestandteil von Enzymen und beispielsweise am Eisenstoffwechsel, am Aufbau des Bindegewebes und an der Regulation des Immunsystems beteiligt.
Durch einen Kupfermangel ist die Bildung neuer roter Blutkörperchen gestört. Häufig kommt neben dem Kupfermangel noch ein Eisenmangel hinzu, was die Blutbildung noch mehr beeinträchtigt. Wer zu wenig Kupfer im Körper hat, kann auch weniger Eisen aufnehmen und aus diesem Grund, leiden die meisten unter einem Kupfer- und Eisenmangel. Durch einen Kupfermangel können die Haare viel früher ergrauen, da die Farbstoffverteilung gestört ist. Durchfall, Haarausfall, Störungen der Fruchtbarkeit, Störungen des Wachstums, Infektanfälligkeit, Müdigkeit, Blässe bis hin zur Weißfleckenkrankheit (Vitiligo) sind weitere Symptome, die bei einem Kupfermangel auftreten können.

Eisen

Eisen ist das mengenmäßig bedeutsamste Spurenelement in unserem Körper. Als Bestandteil des roten Blutfarbstoffes Hämoglobin ist es essentiell für den Sauerstofftransport.
Nach Angaben der Weltgesundheitsorganisation (WHO) leiden etwa zwei Milliarden Menschen an Eisenmangel.
Diese Menschen ermüden schnell, können Schadstoffe im Körper nur ungenügend abbauen und erkranken über längere Zeit an Blutarmut.

Ein kleinerer Teil des Eisens wird als Speichereisen in Leber, Milz und Knochenmark eingelagert, ein Großteil des Eisens befindet sich im Blut. Daneben erfüllt Eisen zahlreiche andere Stoffwechselfunktionen, beispielsweise als Enzymbestandteil oder in der Entgiftung.
Ein Eisenmangel macht sich häufig in Form von Blässe, Schwäche, Haut- und Schleimhautveränderungen bemerkbar. Eisenmangel ist übrigens auch eine häufige Ursache von Haarausfall. Darüber hinaus können auch Symptomen wie Brüchigkeit und Rillenbildung in den Nägeln, Mundwinkelrhagaden (Einrisse der Haut in den Mundwinkeln), Kopfschmerzen, Konzentrationsstörungen und psychische Labilität bei Eisenmangel auftreten.

Entgegen landläufiger Meinung erkranken Vegetarier nicht häufiger an Eisenmangelanämie als Mischköstler. Dabei sind im Zweifel Ovo-Lakto-Vegetarier stärker gefährdet als Veganer, da Kuhmilchprodukte nicht nur wenig Eisen enthalten, sondern ebenso wie Eier die Eisenresorption hemmen.
Gesteigert wird die Eisenresorption dagegen durch Vitamin C. Es vermag den eisenhemmenden Effekt vieler Hemmstoffe vollständig aufzuheben.

Mangan

Ähnlich wie Selen und Kupfer ist auch Mangan Bestandteil zahlreicher Enzyme. Diese Enzyme steuern viele Abläufe im Körper. Sie sind am Kohlenhydrat- und Fettstoffwechsel, am Abbau von Eiweißbausteinen und an der Herstellung von Insulin in der Bauchspeicheldrüse beteiligt.

Auch am Aufbau von Knochen- und Knorpelgewebe, an der Herstellung der Schilddrüsenhormone und Sexualhormone, an der Fruchtbarkeit sowie an der Blutgerinnung sind diese manganhaltigen Enzyme wesentlich. Ferner schützen sie die Zellen vor einer oxidativen Schädigung durch freie Radikale.

Außerdem hilft das Mangan bei der Herstellung von Farbstoffen in der Haut und von Botenstoffen, die von Nervenzellen verwendet werden, um untereinander Informationen auszutauschen. Ferner verbessert es die

Verwertung von Vitamin B1 und kann als Ersatz für Magnesium bei der Energiegewinnung im Körper verwendet werden, falls der Organismus unter einem Magnesiummangel leidet.

Zink

Zink ist Bestandteil von mehr als 300 Enzymsystemen und erfüllt daher wichtige Aufgaben in zahlreichen Stoffwechselvorgängen, so auch bei der Zellteilung und -reifung, bei Wachstumsprozessen und für die Gesundheit von Haut, Haaren und Nägeln. Zink ist außerdem für das Immunsystem wichtig, wirkt antioxidativ und entzündungshemmend.

Ein Mangel macht sich beispielsweise durch Potenzstörungen, Unfruchtbarkeit, verminderte Empfängnisbereitschaft, Wundheilungsstörungen, erhöhte Blutzuckerwerte und psychische Störungen bemerkbar. Durchfall wird bei Patienten mit gleichzeitiger Bauchspeicheldrüsenerkrankungen begünstigt, ebenso erhöht ein Zinkmangel Krankheiten wie Sprue/Zöliakie, Morbus Crohn, Colitis ulcerosa oder Leberzirrhose.

Ein Mangel führt aber auch zu einer verminderten sportlichen Leistungsfähigkeit, erhöhten Infektanfälligkeit, Nachtblindheit, Appetitlosigkeit, Verlust des Geruchs- und Geschmackssinns oder Hauterkrankungen wie Ekzeme oder Akne.

Fluorid

Fluorid ist im menschlichen Körper für die Festigung der Knochen und der Zähne zuständig. Dadurch schützt das Fluor die Zähne vor Säuren und somit vor Karies. 95 Prozent des Fluorids im Körper sind in den Zähnen und Knochen gespeichert, den Rest findet man in Haaren, Haut und Nägeln.

Jod

1812 wurde Jod erstmals aus Meerestang gewonnen, doch erst rund ein Jahrhundert später entdeckte man Jod in der Schilddrüse. Die Jodtherapie ist etwa zur gleichen Zeit entstanden als man beobachtete, dass eine erkrankte Schilddrüse häufig einen Mangel an Jod aufweist.

Viele Regionen der Welt gehören wie Deutschland zu den Jodmangelgebieten. Jod wurde durch die letzte Eiszeit mit dem Schmelzwasser der Gletscher aus den Böden ins Meer gespült. Der Jodgehalt in Lebensmitteln, hängt daher weitgehend von ihren Anbaugebieten ab.

Jodmangel gilt in Deutschland nach wie vor als der häufigste auf Lebensmitteln basierende Mangelzustand. Die Folge ist eine Vergrößerung der Schilddrüse, oder die Entwicklung von Knoten in diesem Organ. Wird dies zu spät erkannt, hilft oft nur die Operation der Schilddrüse. Durch rechtzeitige und regelmäßige Jodergänzungen, wären diese Eingriffe in den meisten Fällen vermeidbar.

Jod ist ein wichtiger Baustein für die Bildung der Schilddrüsenhormone. Sie sind daran beteiligt, den Stoffwechsel der Energiekraftwerke einer jeden Zelle zu steuern.

Werden die Energiekraftwerke (Mitochondrien) nicht richtig angesteuert, führt dies zu einem Energiemangelsyndrom (Burnout-Syndrom). Den Energiemangel, versucht die Zelle dann schlimmstenfalls, über den Gärungsstoffwechsel auszugleichen. Dadurch werden schon vorgeschädigte Zellen schneller in einen Tumorstoffwechsel überführt.

Jod beeinflusst aber auch die körperliche und geistige Entwicklung und das Wachstum.

Kalium

Kalium steuert den Säure-Basen-Haushalt, die Erregung in Muskel- und Nervenzellen, aktiviert Enzyme und ist wichtig für die Herstellung körpereigener Eiweiße.

Kaliummangel kann durch starkes Schwitzen, Erbrechen, Durchfall oder kaliumarme Ernährung entstehen.

Ein solcher Mangel macht sich meist in Müdigkeit, Herz-Kreislauf-Störungen (insbesondere Herzrhythmusstörungen) oder Magen-Darm-Beschwerden bemerkbar. Therapeutisch wird Kalium bei koronarer Herzerkrankung sowie Herzrhythmusstörungen, bei Bluthochdruck und im Leistungssport eingesetzt.

Phosphor

Der Phosphorhaushalt findet im Allgemeinen nur wenig Beachtung. Dabei befinden sich im Körper eines Erwachsenen, etwa 700g Phosphor in organischen Verbindungen. Davon der Hauptteil in Knochen und Zähnen. Phosphor ist neben Kalzium der wichtigste Bestandteil aller Knochen.
Es wird aber auch für die Muskeltätigkeit benötigt und ist an der Regulierung des Säuren-Basen-Haushaltes beteiligt.

Vor allem im Energiestoffwechsel wird Phosphor für die Synthese der Phosphate im Molekül ATP (Adenosintriphosphat) benötigt. ATP ist die "Währung" der Energie im Körper. Würde man die Energieübertragung durch das ATP stoppen, wäre ein Mensch in fünf Sekunden tot.
Weiterhin ist es als Phosphat Bestandteil der DNA und RNA (Erbsubstanzen). Ferner sind Phospholipide auch ein wichtiger Bestandteil aller Zellmembranen.

Magnesium

Der ausgewachsene menschliche Körper enthält im Vergleich zu Phosphor nur wenig Magnesium.
Im Durchschnitt findet man 28g Magnesium im Organismus eines Erwachsenen.
Etwa 60% davon sind im Skelett eingelagert. Rund 40% befinden sich im weichen Gewebe (u.a. Skelett- und Herzmuskulatur, in Leber, Darm, Schilddrüse und Nieren). In der Muskulatur ist der Magnesiumanteil siebenmal so hoch wie der des Kalziums.

Ein sehr geringer Teil des Magnesiums befindet sich im Bereich außerhalb der Zellen und mischt bei dem Zusammenspiel von Hormonen und Nervenbotenstoffen mit.

Viele wichtigste enzymatische Prozesse laufen in Gegenwart von Magnesium ab. Mehr als 300 Enzyme werden erst durch Magnesium aktiviert, damit beherrscht dieser Mineralstoff einen Großteil aller chemischen Reaktionen im Körper die durch Enzyme eingeleitet werden.

Einerseits wird dieses Mineral zur Herstellung der Stresshormone Noradrenalin bzw. Adrenalin gebraucht, ohne die der Mensch den Herausforderungen des Alltags nicht gewachsen wäre.
Andererseits dämpft Magnesium den Anstieg dieser Stresshormone und wirkt übermäßiger Gereiztheit, Aggressivität und anderen schädlichen stressbedingten Überreaktionen des Körpers entgegen.
Zwischen Stress und Magnesium kann ein regelrechter Teufelskreis entstehen. Unter größeren seelischen und geistigen Belastungen verringert sich das Magnesium in den Zellen immer mehr, was gleichzeitig zu einer verstärkten Stressreaktion führt.
Wenn Menschen überängstlich oder nervös auf Herausforderungen und Stress reagieren, fehlt ihnen oftmals einfach nur Magnesium.
Magnesium greift aber auch in den Fett- Eiweiß- und Kohlenhydratstoffwechsel ein.

Für eine gesunde Herzmuskeltätigkeit brauchen die Zellen ausreichende Mengen an sauerstoff- und nährstoffreichem Blut. Magnesium ist beteiligt durch die aktive Steuerung der Zellversorgung und an der autonomen Kontrolle des Herzschlags. Magnesium verbessert die Leistung des Herzmuskels, es erweitert die Herzkranzgefäße und beeinflusst positiv die Gerinnungsfähigkeit des Blutes. Durch diese Wirkungen ist es ein wichtiger Faktor bei der Vorbeugung von Arteriosklerose und Herzinfarkt.

Der Organismus versucht den Magnesiumspiegel im Blut aufrechtzuerhalten. Bei einem Mangel ist zunächst immer der Magnesiumgehalt im Blut betroffen. Der Körper reagiert darauf, mit einer erhöhten neuromuskulären Erregbarkeit, die sich in Krämpfen, Durchfällen äußern kann. Ein Mangel an Magnesium kann aber auch Depressionen begünstigen.

Kalzium

Kalzium ist der Mineralstoff, der im menschlichen Körper am meisten vorhanden ist. Der weitaus größte Anteil mit 99 Prozent befindet sich in Knochen und Zähnen, deren Aufbau und Festigkeit direkt mit einer guten Kalziumversorgung zusammenhängt.

Die Knochen dienen aber auch als Kalziumspeicher. Bei auftretendem Kalziummangel kann ein Teil des Mineralstoffs wieder ausgelöst und dem Organismus für andere Zwecke zur Verfügung gestellt werden.

Hierzu gehört auch die Beteiligung an unterschiedlichen Stoffwechselfunktionen, die Aktivierung verschiedener Hormone und Enzyme, Mitwirkung an der Erregung von Muskeln und Nerven sowie dem Einsetzen der Blutgerinnung.
Doch wirkt Kalzium meist nicht alleine, sondern in Kooperation mit anderen Mineralstoffen und Vitaminen.
So ist an gesunden Knochen und Zähnen auch Phosphor beteiligt, das stets im Verhältnis 2:1 vorhanden sein sollte, also auf zwei Teile Kalzium, je ein Teil Phosphor.
In Zusammenarbeit mit Magnesium ist Kalzium an der Gesunderhaltung der Blutgefäße beteiligt auch für den Eisenstoffwechsel ist Kalzium ein wichtiger Faktor.

Schwefel

Schwefel ist bereits seit dem Altertum bekannt. Er spielt eine Rolle im Eiweißstoffwechsel sowie bei der Entgiftung. Schwefel ist in vielen eiweißreichen Nahrungsmitteln enthalten. Schwefel hat eine Menge verschiedener Funktionen im menschlichen Organismus. Er ist in

Aminosäuren enthalten, aus denen körpereigene Eiweißverbindungen hergestellt werden. Schwefel ist ein wichtiger Bestandteil von Bindegewebe, den größten Anteil findet man in den Haaren und Nägeln.

Schwefel kommt zudem in mehreren Substanzen des menschlichen Körpers vor. Als Beispiel im Heparin das die Blutgerinnung hemmt und im Coenzym A, welches für die Energiegewinnung in den Zellen unentbehrlich ist.

Chlorid

Chlorid ist ein Mineralstoff und kommt in der Natur ausschließlich als Verbindung mit anderen Substanzen vor. Auch im menschlichen Körper findet man Chlorid immer als Verbindung. Die bekannteste Form von Chlorid ist das Natriumchlorid, das Kochsalz.

Im Organismus ist Chlorid in Form von Natriumchlorid unter anderem für die Flüssigkeitsverteilung, also dem Wasserhaushalt wichtig. Der Mineralstoff findet sich vor allem in den Flüssigkeiten außerhalb der Körperzellen, kommt aber auch innerhalb der Zellen vor. Chloride regulieren den osmotischen Druck in den Zellen. Chlorid ist wichtig um das Säure-Basen-Gleichgewicht zu halten und für die Entstehung und Weiterleitung von Signalen im Nervensystem.

Grundlegendes zur Zellatmung

Um die weiteren Arbeiten von Dr. Seeger zu verstehen, ist es wichtig die Vorgänge in der Zelle etwas genauer zu betrachten. Die Störung der Zellatmung, also der Sauerstoffstoffwechsel einer gesunden Zelle, ist maßgeblich in der Tumorentstehung.

Um den Ausgleich der gestörten Atmung zu verstehen und wie die Rote Bete mit ihren Inhaltsstoffen hier regulatorisch eingreift, ist es notwendig in die Physiologie der gesunden Zellen einzutauchen.

Bei der Zellatmung werden organische Stoffe in anorganische reduziert. Die Energie, die dabei frei wird, benötigen die Zellen um ihre Funktionen aufrechtzuerhalten. Als Ausgangsstoffe werden hierfür Kohlenhydrate, Proteine und Fette benötigt. Die Bildung von Wasser aus Wasserstoff und Sauerstoff ist bei der Zellatmung die Reaktion, welche die Energie liefert. Bei der Oxidation von unserer Nahrung werden Elektronen frei. Diese Elektronen werden von Elektronentransportern zwischengespeichert und übertragen. Die Zellatmung kann in vier Teilprozesse untergliedert werden: Glykolyse, oxidative Decarboxylierung und der Citratzyklus sowie die eigentliche Atmungskette.

Der erste Schritt – die Glykolyse

Bei der Glykolyse wird die Glucose, die aus sechs Kohlenstoff(C)-Atomen besteht in zwei energieärmere Moleküle umgewandelt die aus je drei C-Atomen bestehen.
Dieser Prozess findet in der Zellflüssigkeit statt und lässt sich in zwei Schritte untergliedern. Im ersten Schritt wird zunächst Energie investiert um dann im zweiten Schritt Energie zu gewinnen.

Der Zucker muss zunächst durch die Zelle transportiert werden, damit er im Zellplasma reduziert werden kann. Um den Rücktransport des Zuckers zu verhindern und um ihn reaktionsfähiger zu machen, wird unter Energieverbrauch ein Phosphatrest auf die freie Glucose übertragen. Durch das Anhängen des Phosphats entsteht Glucose-6-Phosphat, das dann in Fructose-6-Phosphat umgewandelt wird. Erneut wird Energie verbraucht und an das Fructose-6-Phosphat übertragen, wodurch Fructose-1,6-biphosphat entsteht.

Anschließend finden Oxidationsreaktionen statt, in denen der aus sechs Atomen bestehende Zucker in zwei kleinere Moleküle, dem Pyrovat gespalten wird.
Insgesamt werden bei der Glykolyse 2 ATP-Moleküle pro Glucosemolekül gewonnen und 2 Moleküle NADH bereitgestellt. Zwischen der Glykolyse und dem Citratzyklus findet die oxidative Decarboxylierung statt.

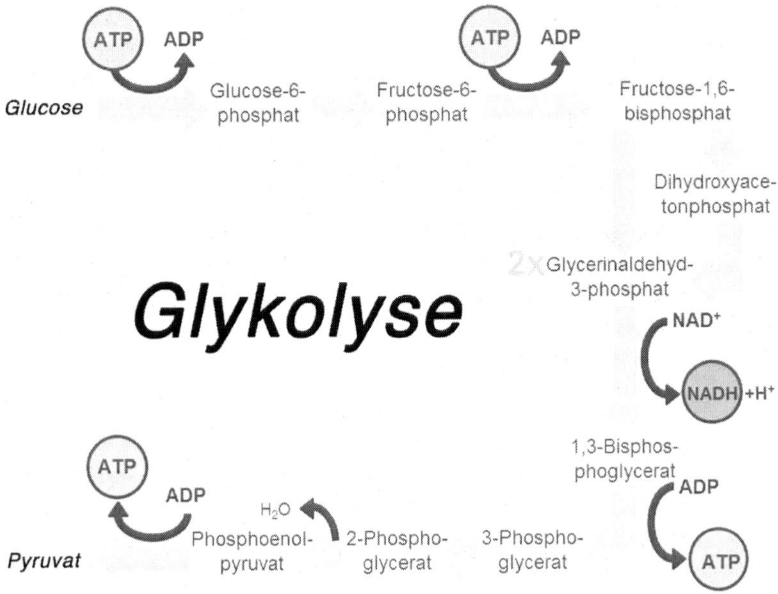

Bild 4. Glykolyse

2. Die oxidative Decarboxylierung

Das in der Glykolyse entstandene Pyruvat kann nicht direkt in den Citratzyklus eingespeist werden. Der Citratzyklus findet in der Matrix der Mitochondrien statt. Das Pyruvat gelangt zunächst aus dem Zellplasma in die Mitochondrien.

In einer Redoxreaktion entstehen NADH+H+, CO_2 sowie durch die Bindung der Essigsäure an Coenzym A, die aktivierte Essigsäure, die dann als Acetyl-Coenzym A bezeichnet wird. Das Acetyl-CoA ist wesentlich reaktionsfähiger als das Pyruvat und bildet den Beginn des Citratzyklus. Diesen Vorgang bezeichnet man als oxidative Decarboxylierung.

Der dritte Schritt – Citratzyklus

Der Citratzyklus beginnt dadurch, dass der Acetylrest aus der aktivierten Essigsäure an das Akzeptormolekül Oxalessigsäure geheftet wird. Durch die Anlagerung entsteht ein Molekül mit sechs Kohlenstoffatomen, die Citronensäure, die auch als Citrat bezeichnet wird. In den darauffolgenden Schritten des Citratzyklus wird das Citrat zu CO_2 und Oxalessigsäure umgewandelt. Dabei entstehen durch die Oxidation aus dem NAD+ das NAD+H+ und aus dem FAD das $FADH_2$. Dadurch wird ATP gewonnen. Pro Umlauf des Citratzyklus entstehen also ein ATP, drei NADH und ein $FADH_2$. Da aus einer Glucoseeinheit zwei Pyruvat-Moleküle entstehen, liegt der Gewinn an ATP nach Abbau der Glucose zu CO_2 bei zwei ATP.

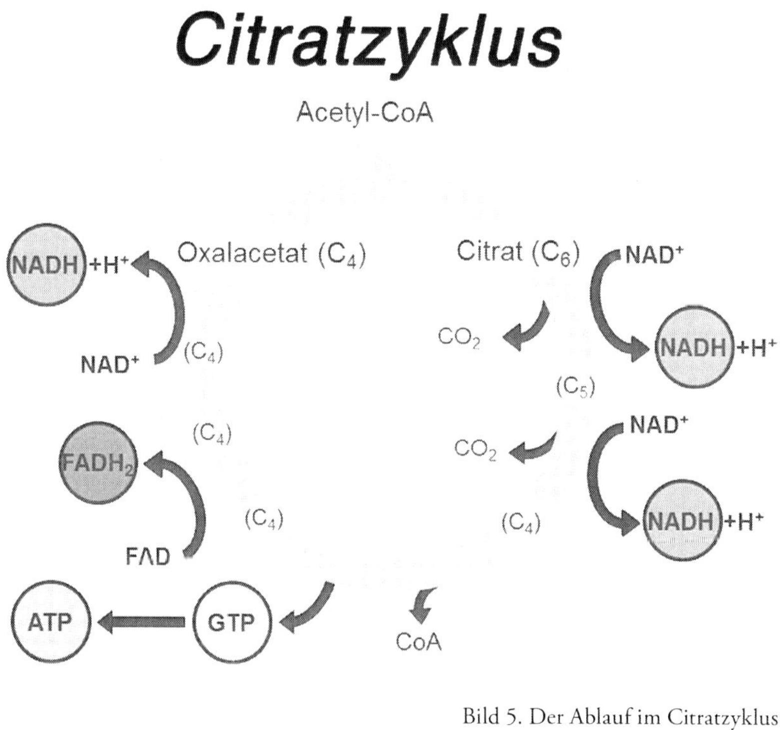

Bild 5. Der Ablauf im Citratzyklus

Der nächste Schritt – die Atmungskette

Als Atmungskette werden die in der inneren Membran der Mitochondrien enthaltenen vier Proteinkomplexe bezeichnet. Die vier Proteine sind in der Lage sich gegenseitig Elektronen zuzuspielen. Der Elektronentransport beginnt damit, dass NADH zwei Elektronen und ein Proton an den Komplex I abgibt, wodurch es zu NAD+ oxidiert wird. Die Elektronen gelangen zu einem kleinen Molekül, das als Ubichinon oder auch Vitamin Q10 bezeichnet wird. Das Coenzym Q10 steht mit dem Komplex II in Verbindung. Der Komplex II nimmt Elektronen und Protonen von $FADH_2$ auf. Anschließend werden die Elektronen an den dritten Komplex weitergeleitet, der sie wieder an das Cytochrom C weitergibt. Da dieses Protein mit dem vierten Komplex in Kontakt steht, gelangen sie von dort aus in den fünften Komplex. Hier werden die Elektronen an den Sauerstoff abgegeben. Der mit Elektronen beladene Sauerstoff verbindet sich mit den freien Protonen, sodass in der Folge Wasser entsteht. Der Abbau der Glucose ist damit beendet.

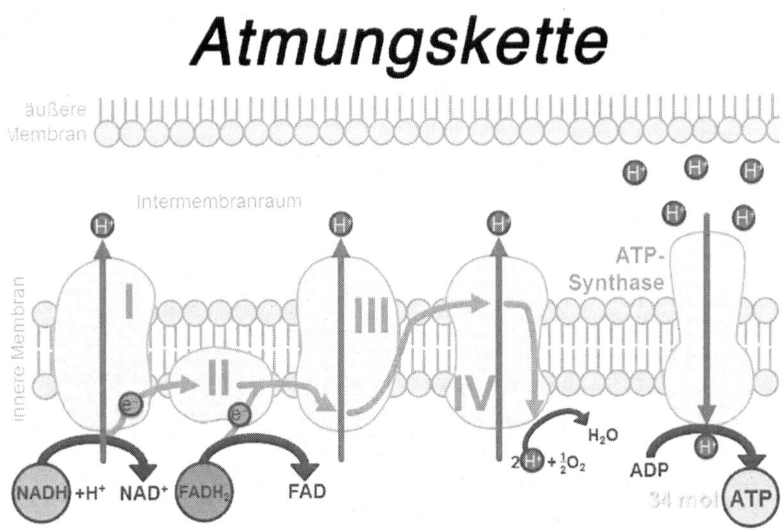

Bild 6. Die Atmungskette

Während des Elektronentransports läuft ein weiterer Prozess ab. Es konnte nachgewiesen werden, dass auch ein Transport von Wasserstoffionen stattfindet. Die Komplexe I, III und IV pumpen die Protonen aus der Matrix in den Zwischenmembranraum. Das so entstandene Ungleichgewicht wird für die Umwandlung von ADP zu ATP verwendet. Das geschieht durch die ATP-Synthase, die durch Protonen in Rotation gebracht wird und synthetisiert weitere 34 ATP-Moleküle.
Die Energiebilanz der Zellatmung liegt bei maximaler Ausnutzung der Energie bei 38 ATP-Einheiten pro Zuckermolekül – jeweils zwei ATP aus der Glykolyse und dem aus Citratzyklus und 34 ATP aus der Bildung in der Atmungskette[22].

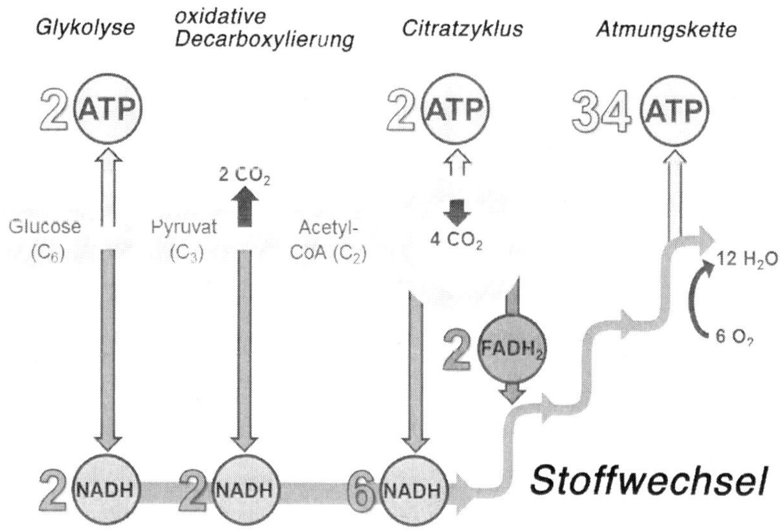

Bild 7. Stoffwechselweg der Zellatmung

Rote Bete – Das Heilmittel gegen Krebs?

Die am meisten zitierten Studien über die Vorteile des Rote-Bete-Saftes stammen aus Forschungsarbeiten der späten 1950er Jahren. Sie wurde verfasst von Dr. Alexander Ferenczi[28,29] aus Ungarn. Mit rohen Roten Rüben war er in der Lage bei seinen Patienten Tumore – selbst bei fortgeschrittenen Stadien – zu verkleinern.

Einige Jahrzehnte später, wurden die Arbeiten von Ferenczi auch in der Australian International Clinical Nutrition Review veröffentlicht.

Als „Rote-Bete-Chemotherapie" von einigen Gesundheitsexperten gefeiert, offenbaren viele Forschungsarbeiten erstaunliche Fälle von Tumorrückbildungen bei Krebspatienten, denen hohe Konzentrationen von Rote Bete gegeben wurden.
Als Beispiel seien hier zwei Fälle erwähnt.

In einem Versuch wurde ein 50-jähriger Mann, der an einem Lungentumor litt, von Dr. Ferenczi[29] mit der Kraft der Roten Rübe behandelt. In nur sechs Wochen hatte sich der Tumor komplett zurück gebildet und nach vier Monaten hatte der Mann knapp 10 Kilogramm an Gewicht zurückgewonnen. Auch die Blutwerte belegten seine klinischen Erholung[13].

Ferner berichtete Ferenczi von einem Fall mit fortgeschrittenem Prostatakrebs. Der Patient erhielt ebenso eine Behandlung mit dem Roten-Rüben-Konzentrat.
Obwohl er mit einem Katheter bereits bettlägerig gewesen war, konnte der Katheter bereits nach einem Monat wieder entfernt werden, er begann wieder zu laufen und gewann sein altes Gewicht zurück[13].

Was ist nun dran, an dem Wundermittel „Rote Bete"?

In seinem Werk „Die Lehre von der Krebskrankheit" kannte Jakob Wolf, im Jahre 1913, eine Fülle von pflanzlichen Krebsbehandlungsmitteln die heute größtenteils in Vergessenheit geraten sind.

Es war hier von resorbierenden und resolvierenden Pflanzenmitteln die Rede, aber auch von ätzenden und ableitenden Pflanzenmitteln, Salben oder Pflastern.

Der Kohl wurde bis zum Beginn des 18.Jahrhunderts zur Erweichung harter Geschwüre und zum Aufsaugen von Sekreten aus Tumoren therapeutisch genutzt.

Die Karotte war ein weiteres Heilmittel. Auch sie wurde in dieser Zeit zu Breiumschlägen verarbeitet und zur Schmerzlinderung bei Tumoren eingesetzt.

Dr. med. Theodor Billroth war deutscher Mediziner und einer der bedeutendsten Chirurgen des 19. Jahrhunderts dessen Operationstechniken bis in die heutige Zeit hineinwirken.
Er bezeichnete 1891 Pflaster und Salben aus Feigen als ein ausgezeichnetes Volksheilmittel gegen Krebs.
Auch wurde der Ringelblume eine krebsauflösende Wirkung nachgesagt.
Der Storchenschnabelkrauttee findet sich in der Breuß-Diät wieder. Rudolf Breuß hatte unter anderem mit dem Storchenschnabelkrauttee in den 1950er Jahren beachtliche Erfolge.
"Die Krebsgeschwulst ist ein selbständiges Gewächs und diese Zellen können nur durch Aushungern mit der Saftkur aufgezehrt werden“[14], so Breuß.
Rudolf Breuß hat für seine 42tägige Fastenkur ein Saftgemisch kreiert, welches in der Hauptsache aus Roten Rüben, Möhren, Sellerieknollen, Rettich und Kartoffeln bestand, dazu kamen spezielle Teemischungen, sowie der Storchenschnabelkrauttee.

Zu den Wundkräutern für die Krebsbehandlung zählten auch Eukalyptusblätter, Veilchenblätter oder die Krebsdistel.
Zu den ätzenden und ableitenden Pflanzenmitteln zählte der gelbe Farbstoff des Schöllkrauts (Chelidoxanthin), das als beliebtes Volksheilmittel innerlich als Extrakt, oder als Injektion (mit Glyzerin und destilliertem Wasser zu gleichen Teilen gemischt) verabreicht wurde[9].

Der russische Arzt Denisenko berichtete 1896 von Erfolgen mit der oralen Anwendung von 1,5 bis 5 Gramm des Schöllkrautextraktes am Tag.
In die Gruppe der ätzenden Pflanzenmittel gehörte auch das Terpenthin, welches aus Koniferensaft gewonnen wurde. Man injizierte das Terpenthin in verdünnter Form direkt in den Tumor.
Die Abkochung von den Blättern des Pfirsichbaumes wurde bei Gebärmutterkrebs als Tee empfohlen.

Dr. Erdos bereiste von 1919 bis 1939 viele Länder um das Wissen über die pflanzliche Tumorbehandlung zusammenzutragen. Sein Weg führte ihn über Jugoslawien nach Griechenland bis nach Nordafrika. Seine Erfahrungen veröffentlichte er 1959 in einem Kompendium. So berichtete er vom Saft der Mohngewächse mit schmerzlindernder Wirkung, aber auch von der Heilkraft der Roten Rüben[9]. Heilkundige berichteten von erfolgreichen Behandlungen von bösartigen Neubildungen, insbesondere bei Tumoren der Atemwege und des Verdauungstraktes. Zur Verwendung kamen große Mengen die als Hauptmahlzeit verzehrt wurden.
Im Jahre 1955, sowie in den Jahren 59, 61 und 1967 berichtete Ferenczi[29] über seine Erfahrungen in der Behandlung bösartiger Neubildungen, insbesondere auch von der Behandlung von Leukämien. Aber auch Fälle mit Lungenkrebs, Magenkrebs, Enddarmkrebs, Brustkrebs, Gebärmutterkrebs, Prostatakrebs, Krebs der Lippe und der Haut wurden von ihm behandelt.
Er verwendete hierfür die Rote Bete, 250 Gramm am Tag roh als Salat auf mehrere Portionen verteilt. Dazu den Saft aus einem Kilo ausgepresster roher Roter Rüben. Aus dem Saft wurde auch ein Trockenpulver gewonnen, wobei die Tagesdosis von 25g dem Saft von einem Kilo Rüben entsprach[9].
Er berichtete von etlichen Fällen in denen sich Tumore zurückbildeten, Gewichtszunahme und eine Verbesserung des Allgemeinbefindens bei den Kranken.
Bei fast allen Krebserkrankungen kommt es, neben anderen spezifischen Blutbildveränderungen, zu einer Erhöhung der Blutsenkung. Dieser Wert ist ein Hinweis auf entzündliche Prozesse. Da es im Organismus eines

Tumorkranken immer zu einem Abwehrkrieg gegen den Tumor kommt, sind natürlich auch die dementsprechenden Blutwerte verändert.
Unter der Gabe der Roten Bete normalisierten sich die Blutwerte und die Blutsenkung, was für eine Stabilisierung des Gesamtzustandes und Rückgang des Tumors spricht.

Anfang des 20. Jahrhunderts haben Voechting und Jensen angefangen die pharmakologischen Eigenschaften der Flavonoide näher zu untersuchen.

Zu den Flavonoiden zählen die Flavone, Flavonole, Flavanone, Flavanonole, sowie Isoflavone.
Unter den therapeutisch verwertbaren Flavonoiden findet man das Citrin, Eriodictin, Hesperidin, Naringin und das wesentlich besser bekannte Rutin.
Die Flavonfarbstoffe sind in den Pflanzen nicht isoliert vorhanden, sondern an Glykoside gebunden.

Mit einer Untergruppe der Flavonoiden, den Anthozyanen befasste sich erstmals Willstätter im Jahre 1913. Karrer und Widmer konnten diese Substanz im Jahre 1927 auch aus Heidelbeeren, der blauen Weintraube und der Malve extrahieren.
Ein weiterer Farbstoff der Roten Bete war bereits durch Willstädter und seinem Mitarbeiter Schudel 1918 isoliert und als Betanin klassifiziert worden.
In den folgenden Jahren gelang es die chemische Struktur dieser Stoffe offenzulegen[9].

Die Wirkstoffe der Roten Bete wurden auch von Tyihak in Budapest von 1962 bis 1966 untersucht[9]. Mit der Papierchromatographie konnte er zwei gelbe und vier rote Farbstoffe in der Roten Bete ausfindig machen. Ferner konnte er neun Aminosäuren (Leucin, Tryptophan, Valin, Phenylalanin, Alanin, Thyrosin, Glutamin, Glutaminsäure und Ornithin) aus der roten Bete isolieren. Weiterhin fand er Allantoin und ein ätherisches Öl, das Farnesol in den Roten Rüben[34].

Bei weiteren Arbeiten konnte er auch das Cholin und Betain, was wie sich später herausstellte das Oxidationsprodukt des Cholin ist, in den Roten Rüben finden.
Tyihak konnte durch einen Cholinmangel bei Mäusen Spontantumore erzeugen, die sich durch die Gabe von hohen Mengen an Cholin wieder vollkommen zurückbildeten.

Bei der Wirkung von pflanzlichen Konzentraten geht es immer um die Kombination der Inhaltsstoffe, nie um die isolierte Wirkung von Einzelsubstanzen. Sehr gut kann man dies in der Skorbut Studie von Szent-Györgyi sehen.
Der Skorbut ist eine bei Menschen und Meerschweinchen auftretende Vitaminmangelkrankheit, die bei anhaltendem Fehlen von Vitamin C in der Nahrung nach zwei bis vier Monaten auftritt.
Szent-Györgyi konnte im Tierexperiment nachweisen, dass Extrakte aus Pflanzen einen experimentell an Meerschweinchen hervorgerufenen Skorbut besser heilten, als isoliertes Vitamin C[9].

Dr. med. Kurt Böhm hat sich mit der Bedeutung der Flavonoiden am ausführlichsten auseinandergesetzt.
Er verfasste 1967 ein Buch mit dem Titel „Die Flavonoide, eine Übersicht über ihre Physiologie, Pharmakodynamik und therapeutische Verwendung".
Er konnte nachweisen, dass die Flavonoide schnell im Verdauungstrakt aufgenommen werden. Jedoch werden sie nicht über den Harn oder den Stuhl wieder ausgeschieden. Offensichtlich werden sie im Stoffwechsel des Organismus verbraucht, beziehungsweise in körpereigene Substanzen umgebaut.

Eine Toxizität von Flavonoiden war dabei praktisch nicht vorhanden, Böhm führte Tests mit Versuchspersonen durch, die selbst bei hohen Dosierungen über lange Zeit keine merkbaren Reaktionen bekamen. Er schloss daraus, dass Flavonoide als Naturstoffe ungiftig sind.

Böhm stellte eine Wirkung auf die Kapillaren fest. Die Flavonoide wirken abdichtend auf die kleinsten Gefäße, was Ödeme (Wasseransammlungen

im Gewebe) vorbeugt, wie sie bei Entzündungen üblich sind. Ferner hatten sie auch eine positive Wirkung auf das Herz- und Kreislaufsystem[15]. Es konnte jedoch nicht nachgewiesen werden, ob die Flavonoide selbst, oder ihre Umwandlungsprodukte die biologisch-pharmakologische Wirkung hervorriefen.
Böhm untersuchte die Flavonoide, er machte Tests in Bezug auf die Herzleistung, den Blutdruck, die Ödembildung, ihre Beziehung zur Arteriosklerose, ob sie eine abführende Wirkung besitzen, oder die Gallsaftproduktion steigern.
Er testete ob die Flavonoide die Urinausscheidung verbessern, ob sie gegen Krämpfe wirken, oder den Jodstoffwechsel beeinflussen.
Ihre Wirkung auf Hormone haben ihn ebenso interessiert, wie ihre Wirkung gegen Bakterien und Viren und ob sie einen Tumorstoffwechsel beeinflussen. Er konnte nur positive Eigenschaften feststellen[15].
Nach Huszak wirken die Flavonoide als Redoxkatalysatoren[16]. Sie wirken wie Vitamin C, fangen freie Radikale ab, die ansonsten den Zellstoffwechsel zerstören würden. Sie sind Aktivatoren des mitochondralen Stoffwechsels und dienen als Zellatmungsregeneratoren in Krebszellen. Sie haben also die Fähigkeit den Sauerstoffstoffwechsel in Krebszellen zu verbessern, was einen Gärungsstoffwechsel unterdrückt und so der Bösartigkeit der Krebszellen entgegenwirkt[17].

Dr. Böhm schrieb weiterhin: „Bei den mit Malachitgrün vergifteten Versuchsratten konnte durch Injektionen von Flavonoiden die Überlebenszeit verlängert und die Schwere der Vergiftung verringert werden. Es wird angenommen, dass die Flavonoide die Giftwirkung auf die Atmungsketten der Mitochondrien verringert."
Durch die Gabe von Flavonoiden konnte Dr. med. Semm auch die Wirkung von Herzmedikamenten verbessern[9].

Krebsstudien an Versuchsmäusen führten Möse, Hafferl, Leuschner und Schweinitz durch. Es gelang ihnen durch Extrakte der Roten Bete das Wachstum des Krebses zu verzögern und die Überlebenszeit der Mäuse zu verlängern[9].

Olbert[39] spritze seinen Versuchsratten jeden zweiten Tag einen Milliliter Presssaft aus Roten Rüben unter die Haut und gab ihnen die Rote Bete als Zusatzfutter. Von zwanzig Versuchsratten hatten zehn einen Tumor, die anderen zehn waren gesunde Kontrolltiere. Es überlebten von den Tumorträgern sechs Ratten in einem Behandlungszeitraum von drei Monaten. Sie wiesen in der drauffolgenden Obduktion einen Tumorrückgang oder eine Wachstumsverlangsamung auf[9].

In einer von 3000 Mäusen und Ratten vorgenommenen Versuchsreihe, konnte Dr. von Schweinitz von der Poliklinik in Düsseldorf, die Überlebensrate der kranken Tiere durch Extrakte der Roten Bete um 25% steigern.
Auch Dr. Erdos konnte bei seinen Tierversuchen eine Verdopplung der Überlebenszeit bei der Anwendung der Roten Bete beobachten[9].

Nach Böhm haben die Flavonoide Quercetin und Rutin die größte therapeutische Anerkennung in der Medizin gefunden. Leider ist das Quercetin heute primär noch in den Büchern zu finden, weniger in der Anwendung am Patienten.
Quercetin ist ein Flavonoid das beispielsweise auch in Äpfeln vorkommt. Es ist die gelbe Farbe im Apfel. Dieser natürliche Farbstoff ist in der Lage, Freie Radikale fünfhundertmal besser zu binden als Vitamin C. Es gibt viel potentere Inhaltsstoffe von Obst und Gemüse, als die allseits bekannten Vitamine. Wie man also auch hier sieht, geht es um die Kombination der Wirkstoffe und nie um Einzelsubstanzen.

Das Rutin findet heute noch Anwendung in vielen Präparaten die gegen Ödeme wirken, oder die dem Körper helfen sollen mit Entzündungen besser und schneller fertig zu werden.
Ebenfalls, wurden von Böhm positive Eigenschaften bei Nierenkrankheiten, grünem Star, Gelbsucht und Rheuma beschrieben[15].

Grundlagenforschung im Tumorstoffwechsel

Dr. Dr. Seeger widmete sich in der Zeit von 1957 bis 1967 dem Wirkmechanismus der Roten Bete. Er konnte durch Experimente und Studien nachweisen, dass die Inhaltsstoffe der Rüben eine tumorhemmende Eigenschaft besitzen.
Krebszellen gewinnen ihre Energie aus der Vergärung von Kohlenhydraten. Für diese Erkenntnis hat Otto Warburg im Jahre 1931 einen Nobelpreis der Medizin erhalten.
Jede Zelle besteht aus Zelleib und Zellkern. Der Zelleib lässt sich seinerseits unterteilen in Gerüststrukturen, Zellflüssigkeit, Zellorganellen (Zellorgane) wie Ribosomen, Mitochondrien und andere Bestandteile. Diese Zellorganellen durchsetzen die gesamte Zellflüssigkeit. Die Ribosomen dienen beispielsweise der zellulären Eiweißsynthese. Als Mitochondrien bezeichnet man, die der aeroben (mit Sauerstoffbeteiligung vor sich gehenden) Energiegewinnung dienenden Atmungsorganellen der Zelle.
Lebende Zellen sind imstande, Nahrungsstoffe aufzunehmen, chemisch zu zerlegen und aus den Abbauprodukten zelleigene Bau- und Betriebs stoffe zu synthetisieren. Die Bausteine der Nahrung, so beispielsweise Traubenzucker, werden in der Zelle erst in anaeroben (ohne Sauerstoffbeteiligung vor sich gehenden) Vorgängen in Milchsäure umgewandelt. Diese Phase wird üblicherweise als Gärung bezeichnet.

In der zweiten Phase wird diese Milchsäure unter Mitwirkung von Sauerstoff in CO_2 und H_2O verbrannt.
Die zweite Phase, damit der sauerstoffabhängige Teil des Stoffwechsels, geht in den Mitochondrien vor sich. Durch die chemische Verbrennung wird dann das informationstragende Energiemolekül ATP gebildet. Sie werden deshalb auch als „Kraftwerke der Zellen" bezeichnet.

Die Mitochondrien besitzen ein eigenes Genom (mtDNA), da sie evolutionsbiologisch, also ursprünglich eigenständige Bakterien waren. Durch genetische Reduktion haben sie im Laufe von Millionen Jahren Gensequenzen an die Wirtszelle (die heutigen Körperzellen) abgegeben.

In jeder Zelle befinden sich schätzungsweise 1500 Mitochondrien. In Nervenzellen hat man schon über 5000 Mitochondrien nachgewiesen, rund 70% des Herzgewichts besteht aus Mitochondrien.
Die wichtigen Stoffwechselwege in den Mitochondrien, dienen der Energiegewinnung und Informationsmodulierung des ATP und sind somit essentiell für die Vitalität der Zelle.

Adenosintriphosphat (ATP) ist ein „informationstragender Treibstoff" der die Zelle antreibt und steuert. Jeder Mensch produziert, ohne größere körperliche Anstrengung, sein Körpergewicht täglich in ATP. Unter körperlicher Belastung kann jedoch die ATP-Produktion drastisch gesteigert werden. ATP hat eine Zerfallszeit von nur fünf Sekunden. Daher müssen ständig große Mengen an ATP gebildet werden.

Eine Schädigung oder Zerstörung der mitochondralen Strukturen wird selbstverständlich jeweils alle darin lokalisierten biochemischen Abläufe in Mitleidenschaft ziehen. Es kommt zu Anhäufung von Zwischenprodukten der Atmungskette, die eine „Vergiftung" des Zellplasmas bewirken. Die Produktion des Energie- und Informationsmoleküls ATP ist damit gehemmt.

Werden die Biokraftwerke so nach und nach geschädigt, entwickeln sich im Laufe des Lebens Zellschäden, die auch für das Phänomen des Alterns verantwortlich gemacht werden.
Ferner begünstigt dies die Entstehung verschiedener Krankheiten wie Augenerkrankungen, Allergien, Burn-Out-Syndrom, Immunschwäche, Autoimmunerkrankungen, Herzmuskelerkrankungen, Diabetes, Alzheimer und Parkinson – und Krebs.

Viele Faktoren können die Mitochondrien schädigen. Beispielsweise ein Mangel an Glutathion, einem von den Mitochondrien aus Aminosäuren gebildeter Radikalenfänger. Freie Radikale die durch die Verbrennung entstehen, muss der Organismus aber auch durch die Vitalstoffe der Ernährung wegfangen. Kann er diese, als Freie Radikale bezeichneten Zellgiftstoffe nicht neutralisieren, werden die Mitochondrien in ihrer Struktur angegriffen. So sind Ernährungsfehler die Hauptfaktoren in der Tumorentstehung.

Aber auch Schwermetalle, die von Zahnfüllungen, Wasserleitungen oder Haarfärbemitteln stammen, können die Energiekraftwerke schädigen. Ferner können die Mitochondrien durch Chemikalien und Medikamente (z.B. Antibiotika, Schmerz- und Fiebermittel) aber auch durch eine erhöhte körperliche Belastung (Hochleistungssport), chronischen Infekten und Entzündungen geschädigt werden.
Die Zerfallsgifte von wurzelbehandelten und damit toten Zähnen schädigen nachweislich die Mitochondrien. 98% aller Krebspatienten haben mehr als zwei tote Zähne[18]. Physikalische Eigenschaften wie elektromagnetische Felder, wirken sich ebenfalls negativ auf die Leistung der Mitochondrien aus.

Die Zellen werden durch die Kausalfaktoren natürlich noch an weiteren Stellen geschädigt und nicht nur an den Mitochondrien. Das Zellskelett, die Ribosomen, die Zellflüssigkeit werden sich in ihrer Zusammensetzung verändern und vieles mehr. Eine Ausführliche Darstellung dieser Zusammenhänge und ihrer Wechselwirkungen, kann man im Buch „Tumore fallen nicht vom Himmel" finden[3].
Diese Zusammenhänge, müssen natürlich in der Behandlung chronisch degenerativer Erkrankungen bedacht werden, wozu auch alle Krebserkrankungen zählen.
Unter dem Begriff Degeneration versteht man strukturelle und damit auch funktionelle Veränderungen, die zu organischen Schäden führen. Was oftmals vergessen wird ist, dass diese ihren Ursprung in geschädigten Zellen haben.
Man therapiert symptomatisch an Organen, ohne den Versuch die Zelle selbst wieder zu regenerieren. Die Folge ist ein Fortschreiten der Degeneration unter der Ausweitung der symptomatischen Therapie.

Jedoch braucht eine ursachengemäße Therapie im Gegensatz zur symptomatischen Therapie Zeit. Ein Patient mit Bluthochdruck kann in Minuten symptomatisch durch blutdrucksenkende Medikamente behandelt werden. Damit senkt sich schlagartig das Risiko für Herzinfarkt und Schlaganfall. Möchte man aber den Bluthochdruck ursachengemäß heilen, wird dies nur durch eine Lebensumstellung und viele weitere Faktoren möglich sein. Diese benötigen aber Zeit, der Bluthochdruck kam nicht über Nacht, viele Jahre hat der Patient sein biologisches System überlastet bis es dann zum Symptom Bluthochdruck kam. Ähnlich ist es bei Krebs. Die ursachengemäße Krebstherapie braucht Zeit, da auch dieser Zustand nicht über Nacht kam. Der Patient ist schon viele Jahre schwer krank, wenn der die Diagnose Krebs erhält. Leider fehlt im nun die Zeit, da Tumore im Endstadium sehr schnell wachsen oder Metastasen bilden. An dieser Stelle hilft die Rote Bete, sie gibt durch ihre tumorhemmende Eigenschaft dem Patienten die Zeit die er braucht, für eine kausale also ursachenbezogene Therapie.

Wie greift nun die Rote Bete in diese Vorgänge ein?

Laut Dr. Dr. Seeger, bildet der Farbstoff Betanin einen Ersatzmechanismus für die geschädigten Strukturen in den Mitochondrien[9]. Die Aktivierung des Sauerstoffwechsels in den Krebszellen senkt ihre Bösartigkeit. Im Optimalfall wird sogar die Apoptose, also der geplante Zelltod irreparabel geschädigter Zellen, ausgelöst.

Peroxidasen sind Enzyme die oxidative Vorgänge katalysieren. Man findest sie in Form der Cytochromperoxidase im Zellstoffwechsel, aber auch in den Enzymen der Roten Bete.
Der durch sie freigesetzte Sauerstoff, normalisiert die Atmung und den Stoffwechsel der Krebszellen.

Der hohe Gehalt an B-Vitaminen in der Roten Bete vermag den Vitamin-B-Mangel in den Krebszellen zu neutralisieren.
Dass Silizium der Roten Bete regt die Bildung von Kollagengewebe in Zellzwischenraum an, was die Ausbreitung von Tumorzellen hemmt.

Die in der Roten Rübe enthaltenen Spurenelemente, haben eine aktivierende Funktion auf die Zellen des retikolohistiozytären Systems.
Dieses System ist eine Funktionseinheit aus Zellen, die zur Abwehr von Krankheitserregern und Krebszellen, sowie dem Abtransport von Stoffwechselendprodukten befähigt ist.
Es besteht aus den Zellen des Bindegewebes, aus Blut- und Lymphgefäßendbahnen und aus eigenständigen Abwehrzellen.

Nach Dr. Dr. Seeger spielt gerade die Kombination der Mineralstoffe, Spurenelemente, Vitamine und an erster Stelle der Sekundären Pflanzenstoffen eine zentrale Rolle. Sie überbrücken die gestörten Stoffwechselfunktionen in den Krebszellen, normalisieren damit den Zellstoffwechsel und holen so die Zellen aus ihrer Bösartigkeit heraus[9].

Das Betanin spielt laut Tyihak hier eine wesentliche Rolle bei der Tumorrückbildung, da es in den Cholinoxydasestoffwechsel eingreift[19].

Auch Jung kam zu der Auffassung dass durch die Aktivierung, vielmehr Normalisierung des mitochondralen Stoffwechsels das Krebsgeschehen weitgehend rückgängig gemacht werden kann.

Beobachtungen auf diesem Gebiet haben also gezeigt, dass bestimmte Naturstoffe heilsam sein können.
Dies hat sich in Experimenten mit den Flavonen und besonders bei der Behandlung mit dem Saft der Roten Rüben gezeigt. Diese Farbstoffe sind der eigentliche Wirkstoff. Diese Zusammenhänge veröffentlichte Jung bereits 1960 in seinem Artikel „Die Zerstörung der normalen Zellatmung als Ursache des Krebses"[9].
Die Inhaltsstoffe der Roten Bete überbrücken den schadhaften Teil der Atmungskette in den Mitochondrien und erlauben so der Zelle eine aerobe Atmung.
Seeger konnte diesen Prozess sogar genau bestimmen und messtechnisch festhalten. Mit einem von Tödt entwickelten Verfahren war es möglich, den Sauerstoffverbrauch von Zellen zu bestimmen.

Durch den Saft der Roten Rüben wurde der Sauerstoffumsatz von Krebszellen im Mittel um 225 bis 300 Prozent erhöht. Allerdings wurde bei diesen Versuchen auch aufgezeigt, dass auch andere Wirkstoffe, wie die rechtsdrehende Milchsäure und besonders auch das natürliche Vitamin C in der Lage sind die Zellatmung zu aktivieren. Über seine Experimente berichtete Seeger in Vorträgen in Salzburg und Bad Reichenhall 1965 auf dem 10. Internationalen Vitalstoff-Konvent mit dem Titel „Die Bedeutung der Roten Bete für die Krebsprophylaxe und Krebstherapie".

Die Entdeckungen von Dr. Dr. Seeger

Seeger arbeitete ab Oktober 1936 in der Abteilung für Zell- und Virusforschung am Robert Koch Institut in Berlin. Seine Forschungen erstreckten sich über einen Zeitraum von 32 Jahren.

Er konnte durch Experimente normale Zellen in Krebszellen umwandeln und diesen Verlauf auch mit Färbemethoden unter dem Mikroskop nachweisen und kam so zu fundamentalen Zusammenhängen.

Er zeigte auf, dass die Anfärbung mit basischen, elektronegativ geladenen Farbstoffen in der Zelle abnimmt und dafür vermehrt saure, elektropositive Farbstoffe sich bei der Umwandlung hin zu Krebszelle in die Zelle einlagern.
Der Beginn der Umwandlung ist also gekennzeichnet durch eine Verschiebung der elektrischen Ladung in der Zelle. Die auf dem Prinzip der elektrostatischen Anziehung und Abstoßung beruhenden Zellstoffwechselvorgänge wären somit geschädigt.

Seeger konnte bereits in den ersten Jahren seiner Arbeit folgenden Nachweis führen: „Da das bioelektrische Potential als Gradmesser der normalen Lebenstätigkeit einer Zelle gewertet werden kann und ein bioelektrisches positives Potential Ausdruck einer normalen Stoffwechsellage der Zelle ist, weist sowohl die infolge Permeabilitätsänderung verschobene Wanderungsrichtung der Farbstoffe, als auch die veränderten Ladungsverhältnisse in den Mitochondrien, auf eine Störung im Verbrennungsstoffwechsel hin“[9].

Nach Keller, Karczag und Seki haften die basischen Farbstoffe an den Orten, wo eine mit Sauerstoff einhergehende Reaktion abläuft. Eine Verminderung der anheftenden Farbstoffe zeigt daher einen reduzierten Sauerstoffstoffwechsel.
Bei der Umwandlung der Zellen hin zu Krebszellen, ist einer Verminderung dieser Farbstoffe in den Mitochondrien nachweisbar.

Darüberhinaus konnte Seeger auch andere optische sichtbare Veränderungen an den Mitochondrien feststellen. Sie quellen auf und verändern sich damit in ihrer Struktur und letztendlich auch in ihrer Funktion.
Für diese Tatsache spricht auch die bereits 1938 mit Hilfe mehrerer Methoden getroffene Feststellung, dass bereits in der Anfangsphase der Entartung der Zelle die Substanz Lezithin aus der Zellmembran und den Membranen der Mitochondrien herausgelöst wird und damit die Membran denaturiert.
Seeger konnte jedoch 1938 noch nicht genau sagen, was das Lezithin aus den Zellen löst. Er nahm als Ursache für diesen Prozess ein schädigendes Virus oder eine chemische Substanz an.
Heute ist wissenschaftlich bewiesen, dass es krebsauslösende Viren gibt. Rund 10% aller Tumorerkrankungen gehen auf Krankheitserreger zurück.

Aber 1938 waren freie Radikale und ihre verheerende Wirkung in den Zellen noch nicht bekannt. Heute wissen wir durch eine Studie des Tumorforschungszentrums in Wien[20], dass es die reaktiven Sauerstoffabkömmlinge sind, die letztendlich von innen heraus die Zellen angreifen. Sie sind vermehrt bei einem Mangel an Antioxidantien und dieser resultiert nicht zuletzt aus einer mangelhaften Ernährung.
So bildet sich beispielsweise aus Wasser und dem isolierten Sauerstoff Wasserstoffperoxid (H_2O_2) in den Zellen. Es ist eines der sogenannten ROS (Reaktive Sauerstoff Spezies).
Wenn die Bildung von ROS durch Radikalenfänger wie Vitamine oder Glutathion nicht verhindert wird, wirkt es sich verheerend auf die Strukturen in der Zelle aus. Glutathion ist ein Radikalenfänger den eine gesunde Zelle im Überfluss bildet. Es ist ein Produkt aus den Aminosäuren Glutaminsäure, Cystein, Glycin und wird in jeder Zelle zum Schutz vor freien Radikalen gebildet.
Die Brownsche Molekularbewegung kann man schon unter dem Mikroskop erkennen. Sie ist die vom schottischen Botaniker Robert Brown im Jahr 1827 entdeckte unregelmäßige, ruckartige Wärmebewegung kleiner, aber mikroskopisch sichtbarer Teilchen in Flüssigkeiten. Ihr Name stammt daher, dass das Wort Molekül damals noch generell zur Bezeichnung eines kleinen Körpers gebraucht wurde. Moleküle im heutigen

Sinn sind aber noch um vieles kleiner als die im Mikroskop sichtbaren Teilchen und bleiben unter dem Mikroskop unsichtbar. Die Moleküle der umgebenden Materie bringen aber die Brownsche Molekularbewegung hervor.

1905 veröffentlichte Albert Einstein, dass die unter dem Mikroskop sichtbare Bewegung der Teilchen dadurch bewirkt wird, dass die Moleküle aufgrund ihrer Wärmebewegung ständig, sowie aus allen Richtungen und in großer Zahl, gegen die Teilchen stoßen. Rein zufällig bewegen sich die mikroskopischen Teilchen dann in die eine oder andere Richtung.

In den letzten 200 Jahren haben rund 200 Forscher unabhängig voneinander im Blut von Krebskranken Strukturen gesehen die sie für Mikroben hielten. Jeder dieser Forscher dachte, er sei der Entdecker dieses angeblichen Krebserregers[50].

Diese Strukturen bewegen sich durch die Brownsche Molekularbewegung im lebenden Blut. Sie sehen echten Bakterien zum verwechseln ähnlich und was man nicht vergessen darf – die alten Forscher hatten nur die Möglichkeit der Beobachtung. Man war noch nicht in der Lage, diese Objekte aus dem Blut heraus zu isolieren und biochemisch zu analysieren. Teilweise beziehen sich noch heutige „Blutmikrobenjäger“ auf die Forschungen des 19. Jahrhunderts. Dabei hat das Institut de Pathologie Cellulaire in Paris diese Objekte bereits in der Mitte des 20. Jahrhunderts ausführlich beschrieben.

Wie kommt es nun zu diesen angeblichen Krebserregern?

Der Angriff der freien Radikalen betrifft alle Zellen im Organismus und damit auch die roten Blutkörperchen. Dadurch wird auch an den Membranen der roten Blutkörperchen das Lecithin freigesetzt, was sich dann mit Phosphatiden, sowie mit einigen Bluteiweißen (Albuminen, Globulinen) verbindet. Daraus resultieren dann die angeblich Krebsmikroben, die sich bei allen Krebskranken im Blut finden lassen.

Diese Objekte werden in der Medizin als Myelinfiguren bezeichnet, da sie zum ersten Mal in einem Gemisch von Myelin und Wasser entdeckt wurden. Sie bilden Faden- oder Kugelformen und hängen häufig auf der Oberfläche der roten Blutkörperchen, so dass die Zelle wie ein Medusenhaupt aussieht. Oftmals lösen sie sich von der Oberfläche der roten Blutkörperchen. Da sie durch die Brownsche Molekularbewegung der submikroskopischen Partikel in ihrer Umgebung lebhaft bewegt werden, sind sie Mikroben zum verwechseln ähnlich. Besonders häufig treten sie bei hämolytischen (blutauflösenden) Anämien auf[20].

Diese Objekte tragen in der Dunkelfeld-Blutdiagnostik viele Namen. Sie werden als Leptotrichia buccalis, Onkomyxia, Siphonospora polymorpha, T-Bazillen, CA-Plasmodien, oder neuerdings auch als Borrelien, Bartonellen oder gar camouflierte Candida bezeichnet.

Die Atmungskette ist ein Teil des Energiestoffwechsels aller mehrzelligen Lebewesen. Einerseits wird mit dem Begriff Atmungskette ein Stoffwechselweg bezeichnet, nämlich eine Kette von nacheinander stattfindenden biochemischen Redoxreaktionen die den Lebewesen zur Energiegewinnung dient, andererseits auch die Gesamtheit der an dem Stoffwechselweg teilnehmenden Proteinkomplexe.

Die Atmungskette ist eine Elektronentransportkette und bildet zusammen mit der chemischen Osmose den Prozess der oxidativen Phosphorylierung.
Die angelieferten Elektronen werden in einer Reihe von Redoxvorgängen auf ein Oxidationsmittel übertragen. So wird die spontan ablaufende Verbindung von Wasserstoff und Sauerstoff zu Wasser in Einzelschritte aufgeteilt. Anstelle einer explosionsartigen Wärmeentwicklung wird so die freiwerdende Energie dazu genutzt, aus ADP (Adenosindiphosphat) und Phosphat die universelle „Energiewährung" der Zelle, das ATP (Adenosintriphosphat), zu synthetisieren.
Hierbei spielt die Cytochromoxidase eine besonders wichtige Rolle. Ist sie in den Mitochondrien vermindert, kann die Energiegewinnung auf Sauerstoffbasis nicht stattfinden, da sie eine wesentliche Stellung in der Atmungskette hat.

Seeger war 1937 schon in der Lage in lebenden Zellen die Cytochromoxidase mit Janusgrün – einem Farbstoff mit biochemischen Eigenschaften – anzufärben.
Unter dem Mikroskop war es so möglich, die pathologischen Veränderungen an den Mitochondrien zu sehen. Durch die Färbung konnte man nun feststellen, dass die Cytochromoxidase in den defekten Mitochondrien nur noch in Spuren vorhanden war.
In den gesunden Zellen strahlten die Mitochondrien in sattem Janusgrün hervor. Ein Nachweis für die hohe Menge an Cytochromoxidase der intakten Kraftwerke.

In sieben weiteren Experimenten konnte Seeger nachweisen, dass der Gehalt an Cytochromoxidase in den defekten Mitochondrien von Krebszellen stark vermindert war[9].
Er konnte auch feststellen, dass Krebszellen wesentlich weniger Energiekraftwerke besitzen als gesunde Körperzellen[9]. Bei der Umwandlung der gesunden Zelle hin zur Krebszelle sind bereits viele dieser Energiekraftwerke inaktiv und im Auflösungsprozess.

Man kann sich dies vorstellen wie bei einem Automotor, wo einer oder zwei der vier Zylinder defekt sind. Der Motor wird anspringen, er ist nicht tot im übertragenen Sinne. Aber er wird unruhig laufen und nicht die Leistung bringen um das Auto optimal voran zu bewegen. Bei leicht erhöhtem Leistungsverbrauch, würgt jedoch der Motor ab.

Genauso sieht es im übertragenen Sinne im menschlichen Organismus aus. Aufgrund der Schäden an den Mitochondrien hat die Person nach und nach weniger Energie. Oftmals redet man an der Stelle vom Burn-Out-Syndrom. Doch bevor nun der Motor gänzlich ausgeht, schalten die Zellen mit dem größten Schaden auf eine Art Notstromaggregat um – der Energiegewinnung aus Vergärung. Der Tumor wird immer als erstes an der Stelle kommen, wo der Organismus seinen größten Schwachpunkt hat.

Seeger konnte auch mit Hilfe der elektrochemischen Atmungsmessung an gesunden Zellen sowie Krebszellen, eine reduzierte Zellatmung bei Krebszellen aufzeigen.
Der Sauerstoffumsatz der Krebszellen war auf ein Minimum von bis zu 0,05% gesunken.

Die unter dem Mikroskop beobachtete Veränderung der Mitochondrien ließ Seeger keine Ruhe. Er arbeitete sich vor, bis hin zu ihrem chemischen und physikalischen Aufbau.
Die Zellmembranen der Kraftwerke und die in den Mitochondrien vorhandenen Lamellen besitzen einen sehr ähnlichen Aufbau. Auf den Lamellen im Inneren der Mitochondrien sitzen die einzelnen Glieder der Atmungsketten.
Wenn es nun zu einer für Krebs typischen Veränderung an den Mitochondrien kommt, verändern sich die schwefelhaltigen L-Aminosäuren die Lamellen und Membran zusammenhalten. Bei der allmählichen Umwandlung der gesunden Zelle hin zur Krebszelle kommt es zu chemischen Prozessen die diese Eiweiße in ihrem Aufbau zerstören.
Aber gerade auf diesen Eiweißen sind die Glieder der Atmungsketten verankert. Löst sich die Verankerung auf, ist die Atmungskette zerstört. Über die schwefelhaltigen L-Aminosäuren und ihre Bedeutung in der Krebstherapie wurde bereits ausführlich in dem Buch „Leukämien und andere Krebskrankheiten“ vom Autor berichtet[7].
Seeger schrieb bereits 1938 von der Denaturierung der Eiweißstrukturen in der Entstehung von Tumorzellen. So käme es durch eine irreversible Spaltung der an Eiweiß gebundenen Phosphatiden, hauptsächlich des Lezithins, zu einer Strukturzerstörung der Lamellen. Die bei der Aufspaltung frei werdenden Fettsäuren greifen die Cholesterine der Zellen an. Die daraus entstehende Lipoidverminderung verändert die Permeabilitätsverhältnisse, wodurch noch mehr einweißspaltende Enzyme in die Lamellen eindringen können um so das zerstörerische Werk zu vollenden.
Diese Entdeckung wurde 1940 durch weitere Studien zum Kalium-Natrium-Verhältnis in der Zelle gestützt. Siebenundzwanzig von Seeger entdeckte zellchemische Reaktionen auf Kalium, sowie neun auf Natrium ergaben einwandfrei, dass in normalen Zellen das Kalium im

Zellkern und in den Mitochondrien lokalisiert ist. Natrium ist an diesen Stellen nicht nachweisbar.
Im Zuge der Umwandlung zur Krebszelle nimmt der Anteil an Kalium ab und der Natriumanteil dafür zu.

Bereits 1937 konnte Seeger den chemischen Aufbau von Zellmembranen exakt nachwiesen. Sie bestehen aus einem komplexen Zusammenspiel von Fetten und Eiweißen. So bilden sich Eiweiß- und Lipoidporen in den Zellmembranen die dem Transport von Stoffen dienen. Die Außenseite der Zellmembran ist negativ, die Innenseite positiv geladen. Der Ladungsunterschied beträgt bei einer gesunden Zelle ca. 70 Millivolt. Dieses elektrische Potential, wird durch den Stoffwechsel der Mitochondrien aufrecht gehalten.
Die Eiweißporen dienen der Aufnahme von Kohlenhydraten, Aminosäuren, Mineralstoffen und Spurenelementen. Durch die Lipoidporen gelangen Substanzen wie Hormone und weitere Botenstoffe, aber leider auch Karzinogene, Viren und Toxine in die Zelle. Dies konnte Seeger und Schacht bereits 1957 mit Farbstoffen nachweisen.

Jede Schädigung der Zelle und damit jede Hemmung des Zellstoffwechsels, vom einfachen Infekt, bis hin zu chemischen oder physikalischen Faktoren führt zu einer Verminderung der ATP-Produktion und damit auch zu einem Absinken der Zellmembranspannung. Letztendlich kann dies zur Umpolung der Zellmembran führen.
Bei der Umwandlung einer gesunden Zelle hin zu einer Krebszelle kann man diese elektrophysiologischen Phänomene messen.
Seeger konnte 1969 bereits durch Experimente nachweisen, dass durch die Umpolung der Membran sich der Zellstoffwechsel hin zum Gärungsstoffwechsel verändert[9].
Die Veränderung des bioelektrischen Potentials bewirkt einen Verlust von Kalium, Kalzium, Magnesium in der Zelle. Dafür können nun Natrium und Wasser vermehr in die Zelle eindringen, da die sogenannte „Natriumpumpe“ die sonst überschüssiges Natrium aus der Zelle ableitet, abhängig ist von dem Ladungspotential der Zellmembran.
Die zelluläre Stoffwechselstörung hat weiterhin zur Folge, dass es zu einem Defizit von Vitamin A, B1 und Vitamin C in der Zelle kommt.

Seeger konnte 1959 Krebszellen durch die Gabe von Glucose in ihrem Gärungsstoffwechsel steigern.
Erhöht sich in einem Gewebsschnitt durch die Gabe von Glucose der Gärungsstoffwechsel, handelt es sich um ein Präparat mit Tumorzellen. Je aktiver der Gärungsstoffwechsel durch die Gabe von Glucose, desto aggressiver waren die Krebszellen. Nun war es auch möglich die Stoffwechselveränderungen an lebenden Zellen zu belegen.
Seeger war es bereits 1937 gelungen, Zellen einer Maus durch Sauerstoffentzug in den Gärungsstoffwechsel zu treiben und so aus gesunden Zellen Krebszellen zu produzieren.

Eine vorgegebene Menge an roten Blutkörperchen ist in der Lage eine genau definierte Menge an Sauerstoff zu transportieren.
Durch die Überimpfung von Tumorzellen auf gesunde Mäuse, sinkt jedoch schlagartig die Sauerstofftransportfähigkeit des Blutes, eine Beobachtung die man auch heute bei vielen Krebspatienten feststellen kann[9].
Derartige Experimente bewiesen, dass bei einem Auftreten von Krebszellen in einem Organismus das Blut und somit der ganze Körper in Mitleidenschaft gezogen wird, da die Stoffwechselendprodukte der Tumorzellen die roten Blutkörperchen (Erythrozyten) schädigen.
Die Zellmembranen der Erythrozyten werden in ihrer Struktur geschädigt, da es zu einer Spaltung der Phosphatid-Eiweiß-Bindungen auf der Oberfläche dieser Zellen kommt. Dieser Schaden setzt sich bis in das Innere der roten Blutkörperchen fort und sorgt so für eine Strukturveränderung des sauerstofftransportierenden Hämoglobin-Moleküls.
Eine Beobachtung die auch Jahrzehnte später durch Gerner vom Tumorforschungszentrum in Wien bestätigt wurde [20].

Der Krebs ist also nicht nur ein lokaler Prozess wie von der Schulmedizin so oft behauptet, sondern er muss als Allgemeinerkrankung angesehen werden, da er den ganzen Organismus in Mitleidenschaft zieht.
So sorgt dann auch der schlechtere Sauerstofftransport für ein Sauerstoffdefizit im Gewebe, was die Krebszellen dann noch weiter in die Bösartigkeit treibt.

Die biochemische Erklärung dieser Gesetzmäßigkeit, lieferte Seeger bereits 1953 in seiner Veröffentlichung mit dem Titel „Intermediären Stoffwechsel und Krebs".
In dieser Arbeit berichtete Seeger von der Zerstörung der Cytochromoxidase, sowie den Atmungsketten in den Mitochondrien.
Ohne die Cytochromoxidase kann der Sauerstoff nicht richtig in die Atmungskette geschleust werden, ohne Sauerstoff wird der Wasserstoff nicht oxidiert, woraus gesunde Zellen aber ihre Energie gewinnen würden.
Der Wasserstoff wird nun auf anderem Wege über die Brenztraubensäure gebunden, wodurch die pathologische linksdrehende D(-)Milchsäure entsteht. Deren Existenz wurde bereits von Warburg 1925 vermehrt bei Tumoren nachgewiesen[27].

Die Milchsäure wird von der Tumorzelle in das umliegende Gewebe abgegeben und stellt eine chemische Barriere für Immunzellen dar. Je aggressiver der Tumor, desto mehr Milchsäure wird produziert und damit das Immunsystem gehemmt[3].

Otto Warburg und seine Theorie

Warburg, Wind und Naegelein waren 1926 der Ansicht, dass die Krebszelle die Wahl hat zwischen Atmung und Gärung. Warum jedoch wachsendes Gewebe um so ungeordneter und schrankenloser wächst, je größer das Missverhältnis zwischen Gärungs- und Sauerstoffstoffwechsel ist, konnten sie aber nicht erklären.
Noch im Jahre 1947 vertrat Warburg in seiner Schrift „Fermentchemie der Tumore" die Ansicht, dass eine Tumorzelle keine Tumorzelle mehr wäre, würde man ihr den Gärungsstoffwechsel abstellen.
Er und seine Mitarbeiter gingen davon aus, dass der Sauerstoffstoffwechsel von Krebszellen nur zu klein sei.
Dr. Seeger widmete eine seiner Arbeiten Otto Warburg in Ankerkennung seiner Leistungen, sowie zum 70. Geburtstag des Zellforschers.

Erst durch die Warburg 1953 gewidmeten Arbeit, mit dem Titel „Intermediärer Stoffwechsel und Krebs" und der Arbeit von Goldblatt und Cameron, zog Warburg 1954 die Schlussfolgerung, dass eine irreversible Schädigung der Atmung die Ursache der Entstehung von Krebszellen sei. Eigene experimentelle Beweise legte er jedoch nicht vor.
Goldblatt und Cameron gelang es 1954 durch intermittierenden Sauerstoffentzug normale Zellen in Krebszellen umzuwandeln.

Auf der Lindauer Nobelpreisträgertagung von 1966 sagte Warburg wörtlich:
„In wenigen Worten zusammengefasst ist die letzte Ursache des Krebses der Ersatz der Sauerstoffatmung durch eine Gärung. Alle normalen Körperzellen decken ihren Energiebedarf aus der Sauerstoffatmung, die Krebszelle allein deckt ihren Energiebedarf zum größten Teil aus einer Gärung. Alle normalen Körperzellen sind also obligate Ärobier, alle Krebszellen sind fakultative Anärobier"[9].

Seeger gelang der Nachweis

In seinen vitalfärbenden, biochemischen, elektrochemischen und mikroskopischen Untersuchungen an Zellexperimenten, entdeckte Seeger schon im Jahre 1937 die Ursache der Krebsentstehung.
Nach Seeger findet sich die Ursache in karzinogenen Giftstoffen oder Viren.

Bei den karzinogenen Giftstoffen finden wir auf der einen Seite Giftstoffe die von außen auf die Zelle einwirken und jene die im Zellstoffwechsel selbst entstehen und die Zellen von Innenheraus schädigen.
Die Giftstoffe die von außen auf den Organismus einwirken werden im Allgemeinen als Umweltgiftstoffe bezeichnet.
Bei den internen Noxen findet man Substanzen wie das Wasserstoffperoxid, was durch oxidative Vorgänge, durch beispielsweise einen Mangel an Antioxidantien hervorgerufen wird.

Diese inneren und äußeren Giftstoffe führen zu einer Spaltung der Phosphatid-Eiweiß-Bindungen an den Membranen oder Zellgrenzschichten der Zellen, den Mitochondrien, aber auch den Erythrozyten.

Diese Strukturschädigung hat die bereits beschriebene Veränderung der Zelloberfläche der roten Blutkörperchen zur Folge.
Diese Veränderungen sind an der Oberfläche der Erythrozyten sichtbar, man denke hier an die Dunkelfeld-Blutdiagnostik, oder den Optischen-Erythrozytentest nach Linke[44].

Der OET nach Linke gestattet aufgrund einer graduellen Veränderung der Plasmaproteinhülle des Erythrozyten eine Erfassung von Veränderungen die bei Tumorträgern vorkommen und ist damit eine echte Früherkennung von Krebs[44].

Wenn die Oberflächen der Mitochondrien und die Struktur ihrer Lamellen geschädigt werden verlieren die Glieder der Atmungsketten an den Lamellen ihre Verankerung und die Atmungsketten werden zerstört. Die Reste der Atmungsketten speziell die Cytochromoxidase wandern aus der geschädigten Zelle aus. Auch Nieper fand im Jahre 1959 Überreste der Cytochromoxidase im Blut Krebskranker[9].

1962 wurde Otto Warburg der Paul-Ehrlich-Preis verliehen. In seinem Vortrag anlässlich der Verleihung sagte er wörtlich:

„Man kann Krebs durch Teer erzeugen, aber Teer ist nicht die Ursache des Krebses. Man kann Krebs durch Virusarten erzeugen, aber der Virus ist nicht die Ursache von Krebs. Es kann nicht anders sein, als dass all diese verschiedenen Agentien etwas auslösen, das in der normalen Körperzelle bereits fertig ausgebildet vorliegt".

Womit Warburg zwar nicht den Nagel auf den Kopf getroffen, jedoch nicht gänzlich Unrecht hatte.

Es gibt einen physiologischen Gärungsstoffwechsel in den Körperzellen. In der Zellteilungsphase werden die Mitochondrien deaktiviert und die

Zelle gewinnt ihre Energie während der Zellteilung aus Vergärung. Nach Abschluss der Zellteilung und Ausbildung eines neuen Zellkerns werden die Mitochondrien wieder aktiviert.

Dieser physiologische Zustand, hat jedoch nicht mit dem zu tun, was sich bei der Umwandlung einer Zelle hin zu einer Krebszelle abspielt. Bei den Tumorzellen ist es die Strukturdesintegration der Mitochondrien, wodurch sich die Cytochromoxidase herauslöst und zerstört wird. Daraus resultiert die aerobe Zellatmungsstörung was die Zelle zum Eigenerhalt in die Vergärung treibt.

Seeger und Schacht konnten 1957 nachweisen, dass die Bösartigkeit von Krebszellen proportional zu ihrem Gärungsstoffwechsel verhält. Je mehr die Zellen in Vergärung laufen, desto bösartiger sind sie.

Daraus resultierend gelang es den beiden Forschern durch die Gabe von Wasserstoffakzeptoren die Schäden in den Atmungsketten zu überbrücken, wodurch die Zellen sich in ihrem Stoffwechsel normalisierten. Dadurch wurde das Wachstum von Tumoren gebremst, oder Tumore sogar zum Einschmelzen gebracht.

Acht Jahre forschten Seeger und Schacht an verschiedenen Kombinationen von Zellatmungsaktivatoren, wobei sie auch die Inhaltsstoffe der Roten Bete näher unter die Lupe nahmen, mit der ja auch Ferenczi bereits ab 1955 beachtliche Erfolge in der Krebstherapie aufzuweisen hatte.

Zusammenfassend stellt sich der Verlauf in der Tumorentstehung nach den Arbeiten Seegers von 1936 bis 1969 wie folgt dar:

1.Phase:

Schädigende Giftstoffe oder Viren zerstören die Phosphatid-Eiweiß-Bindungen in den Strukturen der Zell-, Mitochondrien-, Erythrozytenmembranen. Ebenso werden die Mitochondrien in ihrem Inneren an den Lamellen geschädigt.

Dadurch sind Phosphatide sowie Lezithin und Bruchstücke der Cytochromoidase im Blut der Erkrankten nachweisbar.
Was ja auch in der Dunkelfeld-Blutdiagnostik in Form der Myelinfiguren sichtbar wird. Diese werden in der Vitalblutdiagnostik mit einer Tumorentstehung in Verbindung gebracht.
Gemeinsam haben alle Forscher im Bereich der Dunkelfeld-Blutdiagnostik wie Prof. Dr. Enderlein, Dr. Wilhelm v. Brehmer, Dr. Alfons Weber etc. ihre Behauptung, einen Hinweis auf eine Tumorentstehung beim Auftreten ihrer jeweiligen „Mikroben" zu finden.

2.Phase:

Zerstörung der Zellmembranen, der Membranen der Mitochondrien, sowie ihrer inneren Lamellen. Veränderung der selektiven Permeabilität aller Membranen.
Zerstörung der Mitochondrien, sowie ein Anschwellen der Mitochondrien, was man unter dem Mikroskop an lebenden Zellen verfolgen kann.

Jedoch sind nur wenige Zellen außerhalb des Organismus überhaupt lebensfähig und unter dem Mikroskop analysierbar. Seeger setzte hierfür Kulturen in flüssigen Nährböden an. Jedoch lassen sich auch damit die Zellen nur kurzfristig beobachten, da sie von der Versorgung des Organismus abgeschnitten sind.

Birkmayer forschte hierzu an Spermien. Diese sind außerhalb des Körpers in ihrem flüssigen Nährmedium längere Zeit lebensfähig. Im Mittelstück der Spermien sitzen zirkulär angeordnet die Mitochondrien. Sie liefern die Energie um den Schwanz der Spermien anzutreiben. Eine Veränderung und Zerstörung der Mitochondrien zeigt sich hier an einem aufgetriebenen Mittelstück und unzureichendem Antrieb der Spermien[21]. Man denke in diesem Zusammenhang auch an die vielen zeugungsunfähigen Männern, deren Anzahl in den vergangenen Jahrzehnten stark gestiegen ist.

3.Phase:

Systematische Zerstörung der Verankerung der Atmungsketten auf den Lamellen der Mitochondrien. Vermehrtes Auftreten von Resten der Mitochondrien im Blutserum.

4.Phase:

Daraus resultierende Zellatmungsstörung. Die Sauerstoffatmung der Zelle kann nach und nach bis auf 5% des üblichen Sauerstoffumsatzes abfallen. Wodurch dann auch der Grad der Bösartigkeit der Zelle bestimmt wird. Parallel dazu auch eine Verminderte Sauerstofftransportfähigkeit der Erythrozyten im Blut, da auch ihre Strukturen geschädigt werden.

5.Phase:

Störung in bestimmten Bereichen des Zellstoffwechsels (Zitronensäurezyklus). Daraus ergibt sich eine Absenkung der Zellmembranspannung bis hin zur Depolarisierung der Zellmembran. Freisetzung von Kalium, Kalzium, Magnesium aus der Zelle und ein Einschwemmen von Natriumionen und Wasser in die Mitochondrien wodurch sie sichtbar aufquellen.
Infolge des gestörten Sauerstoffstoffwechsels kann der aus den Kohlenhydraten entzogene Wasserstoff nicht oxidiert, also verbrannt werden.
Dieser wird dann im gestörten Zellstoffwechsel auf die Brenztraubensäure übertragen, wodurch die linksdrehende Milchsäure entsteht[9]. Sie wird in den Zellzwischenraum abgeführt.
Dieser „Säureschutzmantel" der nun um den Tumor entsteht, stellt auch eine Barriere für das Immunsystem dar.
Da die Endoxidation in der Zelle nun gestört ist, können die Kohlenhydrate nicht mehr bis hin zu CO_2 und H_2O abgebaut werden. Die Zelle hängt jetzt im archaischen Gärungsstoffwechsel fest.

An dieser Stelle werden rund 150 Stoffe in der Zelle gebildet, die nun die Zelle zur Zellteilung anregen. Jetzt redet die klassische Schulmedizin von einer Krebszelle.

Rote Bete und die Atmung der Zellen

Im Verlauf seiner achtjährigen Suche (1956-1964) hat Seeger zusammen mit Schacht zahlreiche Pflanzensäfte getestet, um den Sauerstoffstoffwechsel in Krebszellen zu verbessern.
Den Saft der Roten Rübe testete Seeger bereits 1960, ohne die Arbeiten von Ferenczi zu kennen. Ferenczi, der seit 1950 als erster in klinischen Studien die Wirkung der Roten Rübe an schwer Krebskranken erprobte, konnte zahlreiche fast abenteuerliche Erfolge für sich verbuchen. Von diesen Arbeiten erfuhr Seeger erst 1965, als er seine Studien über den Wirkmechanismus von dem Saft der Roten Bete auf die Atmung von Karzinom- und Sarkomzellen der Maus veröffentlichte.
Seeger und Schacht untersuchten die Aktivierung der Sauerstoffatmung der Krebszellen durch Zusatz von Rote-Bete-Saft, sowie mit und ohne Zusatz anderer atmungsaktivierender Substanzen, wie Vitamin C oder rechtsdrehender Milchsäure.
Die rechtsdrehende Milchsäure ist laut Seeger in der Lage, die linksdrehende Milchsäure aus dem Tumorstoffwechsel zu neutralisieren[26].
So ist es oftmals die Kombination vieler Dinge die zum Erfolg führt, denn sie verstärken sich gegenseitig in ihrer Wirkung.

Direkt nach der Gabe des Rote-Bete-Saftes stieg der Sauerstoffstoffwechsel in den Tumorzellen kurzfristig um bis zu 1000% an, da die Schäden in den Atmungsketten durch die Gabe der natürlichen Substanzen aus der Roten Bete überbrückt wurden.
Diese abrupte Veränderung des Stoffwechsels trieb etliche Tumorzellen in den Tod.
In der Kultur überlebten nur 24% der Krebszellen, deren Atmung durch die Gabe von Rote-Bete-Saft, Vitamin C und rechtsdrehender Milchsäure sich soweit normalisierte. Am Schluss seiner Versuche überlebten in

der Kultur nur 7,5% der Tumorzellen. Diese Tumorzellen waren jedoch aufgrund der Wiederherstellung des Sauerstoffstoffwechsels entschärft.

Die Unterscheidung zwischen toten und lebenden Krebszellen gelang Seeger durch den Farbstoff Trypanblau. Trypanblau ist ein grobdisperser, elektropositiv geladener saurer Vitalfarbstoff, der infolge seiner Teilchengröße nicht durch die Zellmembran lebender Zellen, sondern nur durch die veränderte Membran toter Zellen treten kann und dann deren Kern blau anfärbt.

Alle Versuche ergaben, dass mit Hilfe des Roten-Bete-Saftes eine Normalisierung der gestörten Zellatmung von Krebszellen erreicht werden kann, besonders wenn der Rote-Bete-Saft mit Rechtsmilchsäure und Ascorbinsäure kombiniert wird[17]. Es wird durch diese Substanzen ein Ersatzmechanismus geschaffen, der die Initialzündung der Zellatmung durch Wasserstoffakzeptoren wieder in Gang setzt.
Die so „reparierten" Krebszellen verlieren ihre Bösartigkeit da sie nun wieder überwiegend im Sauerstoffstoffwechsel laufen. Die irreparablen Zellen starben ab.

Hauptwirkstoffe gegen den Krebs

Wie bei vielen anderen pflanzlichen Heilmitteln, sind es die sekundären Pflanzenstoffe welche die Wirkung einer pflanzlichen Droge ausmachen. An erster Stelle sind in der Roten Bete die Anthozyane oder besser die Betazyane zu nennen.
Nach Willstätter sind die Anthozyane stickstofffreie, basische Farbstoffe mit phenolischen Eigenschaften. Phenole sind aromatische Verbindung, bei denen ein Benzolring an dem ein H-Atom durch eine -OH Gruppe ersetzt worden ist.
Nach Karrer sind die Anthozyane (von griech. Anthos = Blume und cyanos = blau) Glykoside, das heißt zuckerhaltige Verbindungen, in denen Zucker, wie Glukose, Galaktose, Rhamnose mit dem Farbstoff Anthozyanidin verbunden sind. Durch Kochen oder Enzyme kann das Anthozyanidin aus den Anthozyanen gelöst werden.

Die Anthozyanidine haben den Charakter von Pyryliumradikalen, dies bedeutet in einem Benzolkern ist ein Kohlenstoffatom durch ein Sauerstoffatom ersetzt.
Bekannt sind vier Grundtypen der Anthozyanidinen, die sich geringfügig in ihren chemischen Zusammensetzungen unterscheiden.

Das Pelargonidin welches in der Dahlie oder der Goldmelisse vorkommt. Das Zyanidin ist der Farbstoff der roten Rose und auch in den Kornblumen zu finden. Das Delphinidin, der Farbstoff des Rittersporns und das Apigenidin, bekannt aus der Passionsblume.

Die Anthozyane besitzen nach Willstätter schwach basische Eigenschaften und somit die Fähigkeit, mit Mineralsalzen charakteristische Oxoniumsalze zu bilden, die dann ja nach Bindung eine violette oder dunkelblaue Farbe aufweisen.
Willstätter und Mallison entdeckten Ähnlichkeiten in der Wirkung zwischen den Anthozyanen und einigen Flavonderivaten, wie dem Cyanidin (Kornblumenblau), oder dem Quercetin, welches man auch als gelbe Farbe im Apfel kennt. Diese sind sich trotz der unterschiedlichen Farbe im Aufbau her recht ähnlich.
Dr. Hinterauer wies Seeger darauf hin, dass Cyanidin Sauerstoff aufnehmen kann, wodurch sich chemisch das Quercetin bildet.
Das Quercetin kann dann den Sauerstoff an eine definierte Stelle übertragen und sich damit zu Cyanidin zurückbilden.
Das Anthocyanidin der Roten Rübe wird laut Römpp durch Zusatz von Laugen erst purpurviolett, um dann ab einem pH-Wert von 11 in braun und dann in gelb überzugehen. So entsteht auch das Farbenspiel der uns umgebenden Natur.

Schudel, ein Schüler Willstätters, untersuchte für seine Dissertation die Anthozyane der Roten Rübe. Er fand heraus, dass sich von der großen Gruppe der Anthozyane eine besondere Gruppe hervorhob.
Im Gegensatz zu den anderen Anthozyanen wandeln sie ihre Farbe im Zusatz einer alkalischen Lösung nicht ins blaue oder violette, sondern bekommen im alkalischen Milieu eine braune Farbe, da sie in diesem Milieu zerstört werden.

Dieses abweichende Verhalten veranlasste die Botaniker dazu diese Gruppe von Pflanzenstoffen als Betazyane zu bezeichnen.

Im Gegensatz zu den anderen Anthozyanen enthält das Betanin der Roten Rübe Stickstoff, wodurch das abweichende Verhalten der Betazyane hervorgerufen wird. Sie tragen eine zentrale Schlüsselrolle in der Abwehr von Tumorzellen.

Aber es sind nicht nur die Betazyane die hier eine Rolle spielen. Bei Untersuchungen über die Wirkstoffe in der Roten Bete, die Tyihak 1964 in Budapest durchführte, ergaben sich insgesamt vier rote und zwei gelbe Farbstoffe mit therapeutischer Wirkung.

Darüber hinaus die schon beschriebenen Aminosäuren, das Allantoin, aber auch ätherische Öle deren Hauptwirkstoff das Farnesol ist[34], was nach Schmialek eine Juvenilhormonwirkung besitzen soll. Juvenilhormone kennt man von den Insekten. Sie steuern die Entwicklung der Larven. Sie halten die Larven in ihrem Stadium und verhindern die Metamorphose. So halten sie das Insekt im Stadium der Jugend. Sinkt ihre Konzentration beginnt die Metamorphose in die nächste Alterungsphase. So könnte das Farnesol auch einen blockerienden Effekt auf die Umwandlung von Zellen hin zu Krebszellen besitzen.

Den eigentlich wirksamen Bestandteil beim Einfluss der Roten Bete auf das Tumorwachstum sieht Tyihak (1964) aber im Cholingehalt.
Experimente mit dem Saft der Roten Bete ergaben bei einem pH-Wert von 12 als Hauptbestandteil das Cholin, das Betanin war bei diesem hohen pH-Wert kaum noch vorhanden. Eine Veränderung des pH-Wertes auf 1 veränderte jedoch das Verhältnis drastisch.
Jetzt war das Betanin im Überschuss. Wie sich herausstellte ist Betanin das Oxidationsprodukt von Cholin.
Im lebenden Organismus katalysiert das Enzym Cholinoxidase die Umwandlung von Cholin zu Betanin. Da Krebszellen nur 5-10% der Cholinoxidaseaktivität gesunder Zellen besitzen (Youngstrom, Woodhall, Grave) ist die Cholinumwandlung zu Betanin gehemmt. Tyihak nahm

an, dass die Verbesserung des Zustandes von Tumorkranken, die drei Monate lang Rote Bete erhielten, auf die Wirkung des Cholins zurückzuführen war.
Im Gegensatz dazu hat Bolaffi schon 1932 nachweisen können, dass sich parallel zum Tumorwachstum Cholin als Abbauprodukt des Lecithins in den Krebszellen anreichert. Diese Beobachtung stimmt genau überein mit den histiochemischen Überprüfungen von Seeger aus dem Jahre 1938.
In der Initialphase der Krebsentstehung kommt es zu einer Spaltung und Herauslösung des Lecithins aus den Strukturen der Mitochondrien. Das bei Röntgenbestrahlung eine Abspaltung des Cholins aus dem Lecithin der Zellstrukturen stattfindet und so eine Zelle in Richtung Krebsentstehung gedrängt wird, hatte der Berliner Professor Dr. med. Schwarz schon im Jahre 1911 nachweisen können.
Ein Dr. Werner kam daraufhin 1912 auf die Idee krebskranken Mäusen das basische Cholin zu injizieren. Die Tumore bildeten sich zwar in den Mäusen zurück, jedoch verstarben die Tiere an der hohen Cholingabe. Bei inoperablen menschlichen Tumoren konnte er mit der Gabe von Cholin eine vorübergehende Wachstumshemmung erreichen. Durch die Gabe von den Salzen des Cholins in Kombination mit Jodbenzoesäure und Glycin erreichten Werner und Asher bessere Erfolge. Gute Erfolge wurden auch mit einer Bor-Cholin-Lösung erzielt.
Die Spurenelemente Bor und Jod finden sich auch bei heutigen Forschern im Bereich der biologischen Krebstherapie wieder.

Von Bedeutung ist auch, dass der Sauerstoffbedarf in Gewebsproben durch die Gabe von Betanin gesteigert wird. In Bezug auf die Krebsprophylaxe und Therapie mit Roter Bete ist bemerkenswert, dass Betanin in Gewebsproben in aeroben als auch in anaeroben Milieu entmethyliert werden kann, während die Entmethylierung von Cholin nur im aeroben Milieu machbar ist. Daher ist nicht der Cholingehalt der Roten Bete der entscheidende Faktor in der Therapie, sondern das Betanin. Nur das Betanin kann im anaeroben Stoffwechsel des Krebses perfekt umgewandelt werden.

Die isoelektrisch neutrale Form des Betanin hat durch die positive Ladung an der einen und die negative Ladung auf der anderen Seite eine echte Dipolstruktur, was eine große biologische Bedeutung hat. Glycinbetanin wird in der Muskulatur, der Niere und der Leber, aber auch in Eiweißflüssigkeiten im Organismus gefunden. Nach Leuthardt (1959) soll im Leberstoffwechsel das Betanin eine große Rolle besitzen. In umgewandelter Form findet man es im Molekülkomplex des Acethylcholin wieder, ein wichtiger Botenstoff im Nervensystem.

Nach den Mittelungen von Schönenberger und Gerhard soll im Saft der Roten Bete auch Glutamin zu finden sein aber auch Asparagin, sowie Methylxanthin das eine harntreibende Wirkung besitzt. Der Saft hat eine Wirkung auf die Darmmotilität, er wirkt auch gegen Krämpfe der Darmmuskulatur. Die Harnausscheidung wird durch den Saft der Roten Bete um rund 50% gesteigert[9].

Die experimentellen Ergebnisse von Dr. Dr. Seeger

Seeger sah also in der Zerstörung der Zellstrukturen in den Grenzflächen der Zellen, den roten Blutkörperchen, aber insbesondere der Mitochondrien und ihrer Grundstrukturen die eigentliche Ursache im Krebsgeschehen. Ausgelöst werden diese Zellschäden durch Viren, toxischen äußeren aber auch inneren Einflüssen, oder auch giftiger Zellzwischenprodukte, die der Organismus durch einen Mangel an Vitalstoffen nicht entschärfen kann.
Es kommt dadurch zu einer Spaltung der Phosphatid-Eiweiß-Bindungen und somit zu einer Herauslösung der in den Mitochondrienmembranen fest verankerten Atmungsketten, speziell der Cytochromperoxidase deren Bruchstücke sich selbst im Blut nachweisen lassen.

Folgeerscheinung der Zerstörung der Atmungsketten, beziehungsweise aller aus Eisenporphyrinproteiden aufgebauten Eiweiße, einschließlich des Hämoglobins, ist eine Störung der aeroben Zellatmung, bei gleichzeitiger Verminderung der Anzahl der Mitochondrien in den Zellen.

Ferner eine Verminderung der Sauerstoffbindungsfähigkeit der roten Blutkörperchen als Folge der Strukturveränderung an den Erythrozytenmembranen und des Hämoglobins.

Die Senkung der Sauerstoffbindungsfähigkeit ist bereits in der Entstehungsphase des Krebses nachweisbar und stärker ausgeprägt als die Zellatmungsstörung der restlichen Körperzellen.
Diese Zusammenhänge konnten Seeger und Schacht bereits 1959 durch elektrochemische, histiochemische und vitalfärberische Nachweise an Krebszellen von Mäusen nachweisen.
Für die Therapie und natürlich auch für die Prophylaxe des Krebses ist eine Gesetzmäßigkeit die Seeger und Schacht ebenfalls 1959 entdeckten maßgeblich.
Die Vermehrungsquote von Krebszellen, das heißt ihre Virulenz ist umgekehrt proportional zu ihrem Sauerstoffumsatz. Je mehr die Zelle in Vergärung läuft, desto aggressiver ist sie.
Je mehr man diesen Gärungsstoffwechsel unterdrückt und den Sauerstoffumsatz in den Zellen verbessert, desto niedriger ist ihre Vermehrungsquote.

Es gelang ihnen durch eine Aktivierung der Sauerstoffatmung der Krebszellen bösartige Neubildungen zu verkleinern beziehungsweise sogar zum Verschwinden zu bringen.

Nachdem diese Zusammenhänge von Seeger und Schacht acht Jahre lang untersucht worden waren und mit tausenden experimentellen Versuchen belegt wurden, führten die beiden Forscher auch Experimente mit den Zellatmungsaktivatoren der Roten Bete durchgeführt.
Es gelang ihnen in Kulturen gezüchtete Krebszellen in ihrer Atmung zu beeinflussen. Der Sauerstoffumsatz wurde in den Kulturen langfristig um 350% verbessert, was sich durch die Zugabe von rechtsdrehender Milchsäure und Vitamin C auf 500% des Ausgangswertes steigern ließ. Die kranken Zellen konnten so wieder in einen gesunden Stoffwechsel überführt werden.

Um Krebszellen in einer Kultur am Leben zu erhalten brauchen diese Nährstoffe. Interessant war, dass die Krebszellen im Fructose-Milieu weniger Stabil waren als die Zellen die im Glucose-Milieu lebten. Daran sieht man auch, dass Krebszellen Glucose besser verstoffwechseln können als Fruchtzucker.

Im Fructose-Milieu überlebten nach Zugabe des Rote-Bete-Saftes mit rechtsdrehender Milchsäure sowie Vitamin C nur 16%. Im Glukose-Milieu waren nach der Sauerstoffwechselaktivierung noch 24% aktiv. Die restlichen Zellen waren der natürlichen Apoptose zum Opfer gefallen.

Die Apoptose ist der vorprogrammierte Zelltod. Es ist das „Suizidprogramm" der Zelle. Diese kann von außen angeregt (etwa durch Immunzellen), oder aufgrund von zellinternen Prozessen ausgelöst werden. Im Gegensatz zur Nekrose (dem Absterben von Zellen), wird die Apoptose von der betreffenden Zelle selbst aktiv durchgeführt. Dadurch unterliegt diese Form des Zelltods einer vorprogrammierten Kontrolle und es wird gewährleistet, dass die betreffende Zelle ohne Schädigung des Nachbargewebes zugrunde geht.

Die Apoptose tritt ein, wenn eine Zelle einen irreparablen Schaden feststellt und sie so eine Belastung für den Zellverbund darstellt. Dieses Programm ist aber ein Kontrollprogramm eines mehrzelligen Organismus.

Ein Einzeller braucht dieses Programm nicht. Es gibt kein mehrzelliges Lebewesen auf diesem Planeten das ausschließlich in Vergärung läuft, der Gärungsstoffwechsel ist lediglich der Stoffwechsel einiger einzelligen primitiven Lebewesen. Daher verhalten sich Krebszellen auch wie Einzeller.

Ihre Ausbreitung durch den Organismus in Form der Metastasierung ist der gleiche Weg, wie im Falle einer bakteriellen Infektion. Wenn man nun, diese durch den Gärungsstoffwechsel auf das Einzellertum programmierten Zellen durch eine Aktivierung des Sauerstoffstoffwechsels wieder an ihre Zugehörigkeit eines Verbundes erinnert und sie damit ihren irreparablen Schaden erkennen, treibt man sie zur Apoptose.

Die Verbesserung des Sauerstoffstoffwechsels ist unter anderem auch auf die Peroxidasen die im Rote-Bete-Saft vorkommen zurückzuführen. Als Peroxidasen bezeichnet man Enzyme welche beispielsweise die Reduktion von Wasserstoffperoxid katalysieren. Wasserstoffperoxid fällt als Zwischenprodukt im Zellstoffwechsel an und ist potentiell giftig. Bei der Peroxidase-Reaktion wird das giftige Wasserstoffperoxid (H_2O_2) – welches ansonsten die Mitochondrien von innen heraus angreifen würde – zu zwei H_2O-Molekülen umgewandelt und damit unschädlich gemacht. Bei der Umwandlung fällt aber auch O_2 an, also die Form von Sauerstoff welche für den Verbrennungsstoffwechsel in den Zellen elementar ist.

Nach einer Verabreichung von 500ml Rote-Bete-Saft wie es von Ferenczi, Schmidt und anderen Autoren für Krebskranke gefordert wurde, entsteht so rund 2,5ml reines O_2 in den Mitochondrien, das potenzierend in die durch die Farbstoffe, sowie den Begleitstoffen des Rote-Bete-Saftes bewirkte Zellatmungsaktivierung eingreift.
Mit einem frischen unbehandelten Naturprodukt, wie dem Saft der Roten Bete, werden so in den Zellen die normalen Stoffwechselwege wieder in Gang gesetzt.

Nach den Arbeiten von Schacht und Seeger, hat die Natur einen ähnlichen Abwehrmechanismus gegen Krebszellen erdacht. Mastzellen sind eine Unterart der Leukozyten. Diese sind im Abwehrkampf gegen Krebszellen hochaktiv. Sie produzieren Histamin und Heparin, aber auch über peroxidatische Funktionen metastabilen Sauerstoff und können so den Sauerstoffstoffwechsel der geschädigten Zellen unterstützen. Dadurch normalisiert sich der Stoffwechsel in den geschädigten Mitochondrien der Krebszellen.

Im Citratzyklus des Zellstoffwechsels werden Abbauprodukte der Kohlenhydrate, Fettsäuren und Proteine aufbereitet, damit sie der Energiegewinnung (ATP) in den Atmungsketten zur Verfügung stehen. Er ist ein Kreislauf biochemischer Reaktionen, der eine wichtige Rolle im Stoffwechsel aller aeroben Lebewesen spielt. Der Citratzyklus läuft in der Matrix der Mitochondrien ab. In ihm werden Elektronen gewonnen und an Coenzyme wie NAD+ gebunden um diese dann der Atmungskette zuzuführen.

Wenn diese Elektronen dann an den Elektronenakzeptor Sauerstoff übertragen werden, wird die dabei freiwerdende Energie genutzt um ATP zu bilden.
Hier spielt auch der molekulare Wasserstoff eine wichtige Rolle. Im Falle einer Mitochondrienstörung liegt er im Überfluss vor und kann sich schädlich auf den Stoffwechsel er Mitochondrien auswirken. Ferner wird der Wasserstoff aber auch als Überträger und Aktivator benötigt, so zum Beispiel bei der Umwandlung von NAD+ zu NADH.

Auch hier steht die Rote Bete hilfreich zur Seite. Der wichtigste wasserstoffakzeptierende Bestandteil ist ein Betazyanfarbstoff, das Betanidin. Es liegt in der Roten Rübe als Glukosid Betanin vor. Es ist in der Lage Wasserstoffatome zu binden und wandelt so den Wasserstoff in Wasser um, wobei aus dem Betanin dann das Neobetanidin entsteht. Es sind also wieder die sekundären Pflanzenstoffe und im Besonderen die Farbstoffe der Roten Bete die hier regulativ in den gestörten Stoffwechsel der Mitochondrien eingreifen.

Die hervorragende Aktivierung der Sauerstoffatmung in den Krebszellen durch die wasserstoffakzeptierenden Zellatmungsaktivatoren erklärt sich aus der Theorie eines Dr. Wieland.
Nach seiner Vorstellung besteht die Initialzündung der Oxidation zwecks Energiegewinnung in einem Entzug von Wasserstoff des Nahrungssubstrats durch Dehydrogenasen. Der Wasserstoff wird dann „weitergereicht“ und dem über die Atmungskette herangeführten Sauerstoff entgegengebracht.

Jung und Seeger verstehen unter dem Begriff der Zellatmung die Gesamtheit der biologischen Oxidation, das heißt, den Wasserstoffentzug durch Dehydrogenasen beim Ab-, Um- und Aufbau der Kohlenhydrate, Eiweiße und Fette. Der Wasserstoff reagiert an anderer Stelle mit dem Sauerstoff, wobei infolge des Ionenausgleichs Energie frei wird, die dazu dient, Adenosindipohsphat durch anorganische Phosphorsäure zu Adenosintriphosphat (ATP) „aufzuladen“, was als oxidative Phosphorylierung bekannt ist.

Da in den Mitochondrien der Krebszellen der Zitronensäurezyklus und die Atmungsketten gestört sind, ist das Fließbandsystem der Elektronenübertragung geschädigt. Dies bedeutet, dass der Wasserstoff nicht mehr chemisch verbrannt werden kann. Es bleibt nur die Möglichkeit, dass er durch die Pyrovatdehydrogenase direkt auf die Brenztraubensäure übertragen wird.
Diese wird dann zu pathogener Milchsäure reduziert, die von der Zelle in das umlegende Gewebe abgegeben wird und hier als eine chemische Barriere gegenüber dem Immunsystem fungiert.

Um den Stoffwechsel an dieser Stelle zu normalisieren muss ein Ersatzmechanismus für die inaktivierten und gestörten Abläufe gefunden werden. Dieser muss an erster Stelle als Wasserstoffakzeptor die Initialphase der Oxidation wieder in Gang bringen, damit der Wasserstoffdruck in der Zelle gesenkt wird und durch die Bindung des Wasserstoffs bei der Triose die Bildung der pathogenen Linksmilchsäure verhindert wird.

Weiterhin konnte Seeger Aminosäuren in der Roten Bete nachweisen. Diese wirken als Stabilisatoren im Zellstoffwechsel, da in der Krebszelle der Eiweißstoffwechsel gestört ist und zum Aufbau der Enzyme dann nur denaturiertes Eiweiß zur Verfügung steht.
Auch wurde das Allantoin in der Roten Bete nachgewiesen, was man eigentlich als Wirkstoff des Beinwells kennt. Dem Beinwell wurde bereits seit dem Mittelalter eine krebshemmende Eigenschaft zugeschrieben[9].
Ferner tragen die hohen Mengen an Vitaminen, Mineralstoffen, Spurenelementen und ätherischen Ölen wie dem Farnesol, zur Wirkung der Roten Rübe bei.

Tyihak[32] wies einen hohen Gehalt an Farnesol in den Roten Rüben nach. Farnesol ist in der Lage sechs Wasserstoffatome zu binden und geht dadurch in Hexahydrofarnesol über. Andererseits ist Farnesol in der Lage mit seinen Äthylgruppen Elektronen in Richtung der Carbonylgruppen, zum Beispiel des Allantoins oder Betanidins zu mobilisieren.

Ein wirksamer Verstärker der Wasserstoffbindung ist der hohe Gehalt an Vitamin C in der Roten Rübe. Bei den elektrochemischen Versuchen die Seeger und Schacht bereits 1956 bis 1964 durchführten, konnten sie feststellen, dass Vitamin C eine außerordentliche Aktivierung der Zellatmung bewirkt.
Es ist in der Kombination mit den Farbstoffen der Roten Bete in der Lage Wasserstoffatome zu binden, aber auch an geeigneter Stelle wieder abzugeben. Dies resultiert draus das Vitamin C drei Carbonylgruppen enthält, von denen je zwei in der Lage sind ein H-Atom zu binden. Das Vitamin C geht durch die Wasserstoffabgabe in eine oxidierte Form und durch die Aufnahme in eine reduzierte Form über.
Da in Tumorzellen histiochemisch von Seeger mit Hilfe verschiedener Methoden ein völliges Defizit an Vitamin C nachgewiesen wurde, forderte Seeger bereits 1940 bei Krebsvorstadien eine tägliche Verabreichung von 500mg Vitamin C[9].
Auffällig ist in der Roten Rübe auch der hohe Gehalt der roten Pflanzenfarbe Rutin. Es wird nach Lang und Weiland in den Mitochondrien oxidiert. Das Rutin übt ebenso wie das aus den Zitronen gewonnene Hesperidin einen Einfluss auf die Durchlässigkeit der Kapillarwände aus. Eine gestörte Durchlässigkeit der Kapillaren die gerne zu Einblutungen führt, lässt sich nach Scaborough und Bacharach nicht alleine mit Vitamin C behandeln, sondern Bedarf in der Behandlung das Rutin als zusätzlichen Wirkstoff.
Wenn sich die von Seeger und Schacht festgestellte Verbesserung der Sauerstoffatmung der Krebszellen durch den Saft der Roten Bete außer auf den Betanin-, Allantoin-, und Farnesolgehalt auch auf den Rutingehalt zurückführen lässt, so dürfte die permeabilitätsnormalisierende Wirkung des Rutins ebenfalls der Oxidationssteigerung durch das Rutin zuzuschreiben sein.
Dies begründet sich auf die von Seeger bewiesene Tatsache, dass die veränderte Permeabilität der Krebszellen, also ihre vermehrte Durchlässigkeit für wasserlösliche Stoffe, auf die strukturdesintegrationsmäßig bedingte Zellatmungsstörung zurückzuführen ist, weil diese ein Absinken des bioelektrischen Potentials der Zellmembran bewirkt.
Da das bioelektrische Potential der Zelle allein durch die Oxidationsprozesse in den Mitochondrien aufrecht erhalten wird, kann in der

Krebszelle das bioelektrische Potential nur durch eine Normalisierung der Oxidationsprozesse und damit des Sauerstoffstoffwechsels wiederhergestellt werden.
Bedeutend hierfür ist, dass die Demineralisierung der Krebszelle, also der Verlust an Kalium, Magnesium und Kalzium wieder ausgeglichen wird. Parallel dazu muss die Leistung der Mitochondrien wieder gesteigert werden. Dies erreicht man durch die Inhaltsstoffe Batanin, Allantonin, Cholin, Farnesol, Rutin sowie der Ascorbinsäure der Roten Bete. Besonders das Kalium hat eine eminente Bedeutung für den gesunden Zellstoffwechsel. Sind die Mitochondrien in ihrer Funktion blockiert, sinkt der Kaliumgehalt in der Zelle. Der Kaliumspeicher ist aber eine Energiequelle für die Muskeltätigkeit und das Nervensystem.
Auch das Magnesium hat vielfältige Funktionen zu erfüllen. Delbet konnte 1944 in Tierversuchen nachweisen, dass Tiere mit niedrigem Magnesiumspiegel bei Teerpinselungen eher zu Tumoren neigten. Ferner stellte er eine verbesserte Wundheilung durch Magnesium fest und das es die Alterung des Bindegewebes verzögert.
Lebeduska wies 1956 auf die immunsteigernde Wirkung des Magnesium hin. Magnesium ist für die Funktion zahlreicher Enzymsysteme unentbehrlich. Tumorzellen verarmen an Magnesium, weshalb der gesamte Phosphorstoffwechsel und alle an der Spaltung des Adenosintriphosphats (ATP) gebundenen energetischen Vorgänge gehemmt sind. Zum Aufbau der für die Funktion der Mitochondrien notwendigen Phosphorlipoide ist Magnesium unbedingt notwendig. Im Zellkern reguliert Magnesium als Coenzym der Desoxiribonuklease den Umsatz der Desoxiribonucleinsäure, die für die Steuerung aller Zellfunktionen ausschlaggebend ist. Im Eiweißstoffwechsel aktiviert Magnesium Peptidasen, senkt dem Ammoniakspiegel, regelt die Passage der Aminosäuren durch die Membran der Zellen, usw.

Bei der Umwandlung von der normalen Zelle zur Krebszelle wandert aber auch das Kalzium aus der Zelle heraus. Der nun resultierende Mangel in der Zelle verschlechtert die elektrische Erregbarkeit der Zelle, lässt Phosphate aus der Zelle austreten und verändert so die Membranstruktur der Zellen. Kalzium hat auch eine bedeutende Funktion im Zitronensäurezyklus der Zelle.

Der Phosphatgehalt der Roten Rübe wirkt sich positiv auf das Lezithin der Zellen aus. Der Eisenanteil der Roten Bete bewirkt zusammen mit dem Phosphat und Cholin den Aufbau der Eisenprophyrinproteine die bei Krebserkrankungen gestört sind.
Kupfer ist ebenso wie Eisen ein Sauerstoffüberträger. Es beeinflusst zahlreiche Enzymreaktionen und ist für die Bildung von Hämoglobin unentbehrlich.

Die Atmungsaktivierung der kranken Zelle kann durch Zusatz von rechtsdrehender Milchsäure und Askorbinsäure noch wesentlich gesteigert werden, so dass in der Kombination der Stoffe der Sauerstoffstoffwechsel der Krebszelle im Maximum um bis zu 1000% verbessert wird.

Ferneczi sagte hierzu: „Die Krebszellen haben aufgehört Krebszellen zu sein und sind wieder zum normalen oxidativen Stoffwechsel zurückgekehrt.[9]"

Seeger merkte hierzu kritisch an, dass in Anbetracht der zerstörten Atmungsketten die „Enzymersatzketten" dauernd in Betrieb gchalten werden müssen, also eine Dauermedikation mit dem Saft der Roten Bete erforderlich ist. Wichtig wäre, dass der saure, also der rot bis violettrot gefärbte Rote-Bete-Saft gewählt wird, da dieser laut Seeger besser über den Darm aufgenommen wird. So wäre es möglich, durch die physiologischen Bestandteile der Roten Bete prophylaktisch eine Krebsbildung zu verhindern oder therapeutisch dem Krebs seinen Schrecken zu nehmen und ihn einzudämmen.

Mit der Roten Bete steht so ein hochwirksames spezifisches Prophylaktikum und Therapeutikum gegen bösartige Neubildungen zur Verfügung, was durch die Arbeiten von Ferenczi[9,28,29], Schmidt[25,30], Trüb[24,9,36], Bartsch[24,36], Seeger[17,6,9,25,26,27], Schacht[17] und viele andere Forscher belegt wurde.

Tierexperimentelle Ergebnisse

Jede Art von Forschung sollte ethisch durchdacht und gerechtfertigt sein. Dies gilt ganz besonders bei Forschungen an Menschen und Tieren. Vor allem die Grundlagenforschung steht im Mittelpunkt ethischer Überlegungen, da ihr konkreter späterer Nutzen praktisch nie vorhersehbar ist. Dennoch ist sie wichtig, denn alle heutigen Errungenschaften der Medizin beruhen gerade auf dieser Grundlagenforschung.

So hat Schweinitz hat die Wirkstoffe der Roten Bete an Mäusen und Ratten getestet. Die Versuche wurden von der Arbeitsgemeinschaft für Krebsbekämpfung, deren Träger die gesetzlichen Kranken- und Rentenversicherung des Landes Nordrhein-Westfalen war, finanziert.
Schweinitz und Seeger standen im direkten Kontakt. In den Jahren 1966 und 67 berichtete er Dr. Seeger von seinen Erfolgen. An rund 3000 Mäusen und Ratten testete Schweinitz die Auswirkungen der Roten Bete[9].

Zuerst wurden Voruntersuchungen durchgeführt. Man beimpfte die Tiere mit Tumoren und hielt sie unter verschiedenen Milieubedingungen. Stellenweise wuchsen die Tumore bei den weiblichen Tieren schneller oder auch langsamer, je nach dem um welche Tumorart es sich handelte. Aber auch die Raumtemperatur und die Ernährung hatte einen Einfluss auf das Tumorwachstum.

Nun wurden in den Versuchstieren Aszitestumorzellen gezüchtet. Es handelt sich dabei um Krebszellen die sich im Bauchraum zwischen den Organen und im Bauchfell ansiedeln.
Durch die Stoffwechsel- und immunologischen Prozesse entsteht Flüssigkeit im Bauchraum, der Aszites. Diese Krebszellen lassen sich leicht auf andere Versuchstiere übertragen. Somit lassen sich künstlich Tumore erzeugen, woran man dann wieder die Wirkung de Roten Bete testen kann.

Als Maß zur Feststellung der Auswirkung der Therapie dienten:

1. Die Beeinflussung der Lebenserwartung
2. Das Gewichtsverhalten der Tiere
3. Das Wachstumsverhalten der Tumorzellen

Die Lebenserwartung der unbehandelten Tiere lag im Mittel bei 21,8 Tagen. Das Gewicht der Tiere nahm in dieser Zeit durch die Wassereinlagerungen im Bauchraum stark zu. Nach 10-12 Tagen überstieg das Gewicht mit rund 60-70% das Ausgangsgewicht. Bis zum 21 Tag hatten die Tiere eine Gewichtszunahme um rund 90%.
Das Wachstumsverhalten überprüfte Schweinitz durch die Teilungsrate der Krebszellen, die er durch Färbungen unter dem Mikroskop verfolgen konnte.
Die Rote Bete wurde in gefriergetrockneter Form den Versuchstieren per Magensonde zugeführt. Nur so war eine exakte Menge der Roten Bete gewährleistet.
Ein Gramm Rote-Bete-Trockenextrakt entsprach so 10g frisch gepressten Rote-Bete-Saft. Aber auch dem Trinkwasser wurde zusätzlich Rote Bete beigefügt.

Bei der Anwendung von gepresstem natürlichen Rote-Bete-Saft anstelle des Trinkwassers lies sich eine leichte Steigerung der Lebenserwartung feststellen.
Sie lag im Mittel bei 24 Tagen.
Die Lebenserwartung der Tiere lag bei 22 bis 26 Tage. Diese Schwankungen kamen durch die nicht zu kontrollierende Aufnahme der Wirkstoffe bei Gaben von gepresstem Saft als Trinkwasserersatz zustande.

Dafür wurde bei der Verabreichung als Trinkwasserersatz ein gleichbleibender Wirkspiegel im But der Tiere erreicht, was bei einer einmaligen am Tag zugeführten Sondennahrung nicht der Fall war.

Eine auch nur kurzfristige Unterbrechung der Zufuhr wirkte sich negativ auf den Verlauf der Behandlung aus. Ein wirksamer Einfluss der Roten-Bete-Therapie auf das Gewichtsverhalten der Tumortiere war feststellbar. Die Zunahme des Körpergewichts und der Zuwachs des Bauchumfangs verzögerte sich um mindestens fünf Tage, gegenüber den unbehandelten Tieren. Beim Tod der Tiere waren die unbehandelten Tiere schwerer von der Bauchwassersucht (Aszites) betroffen, als die Tiere die mit der Roten Bete behandelt wurden.
Ferner konnte unter dem Mikroskop beobachtet werden, dass sich die Teilungsrate der Tumorzellen durch die Behandlung mit der Roten Bete

verzögerte. Lag die Generationszeit bei den unbehandelten Tieren bei 18 Stunden, so stieg sie in der Behandlung auf 28 Stunden an.

Die Therapie wurde von den Tieren gut vertragen. Nach klinischen und laborchemischen Untersuchungen bestanden auch bei hohen Dosierungen der Roten Bete keine Hinweise auf eine Schädigung der Tiere.

Im Tierexperiment konnte so eine eindeutige Wirkung der Roten Bete auf die Tumorzellen nachgewiesen werden. Die Lebenserwartung der Tiere wurde verlängert und das Tumorwachstum verzögert. Aber eine kontinuierliche Gabe in hohen Dosierungen war jedoch für die Beeinflussung des Tumorwachstums erforderlich. Eine vorübergehende Unterbrechung der Therapie, hebte die vorherigen Behandlungserfolge auf.

Die Erfolge bei der Anwendung am Menschen

Ferenczi studierte in seiner Praxis die Auswirkung de Roten Bete über 18 Jahre. Er untersuchte ab Oktober 1950 die tumorspezifische Wirkung der Roten Bete.

Die Anregung hierfür bekam er durch die Arbeiten von Dr. Kunstmann. Kunstmann gab seinen Leukämie Patienten jeden Tag zwischen 500ml und einem Liter frisch gepressten Saft aus verschiedenen Rübenarten, Salaten und Kohlsorten und berichtete von beachtlichen Erfolgen.
Sie zeigten sich durch eine Normalisierung der weißen und einem Anstieg der roten Blutkörperchen und in einer ganz wesentlichen Besserung des subjektiven Befindens der Krebspatienten. Diese Saftmenge musste täglich zugeführt werden und zwar dauernd, da die Wirkung nur solange anhielt, wie die Säfte gegeben wurden.
Auffällig war, dass in den getesteten Saftmischungen keine dunklen Säfte enthalten waren. Daher wollte Dr. Ferenczi es nicht unversucht lassen, auch die Inhaltsstoffe der roten Pflanzen einem solchen Versuch zu unterziehen.

Die Rote Bete wählte er, da sie in Ungarn als Salat großen Anklang fand. Daher war er der Meinung, dass die Anwendung der Roten Bete für die Kranken nicht ungewohnt und unangenehm sein würde und dass er die Behandlung mit der Roten Bete ohne Widerwillen der Patienten durchführen könnte.

Nachdem sich bei seinen Vorstudien bereits positive Resultate abzeichneten, erkundigten sich Ferenczi und seine Mitarbeiter nach der Geschichte der Roten Bete und stellten fest, dass die Rote Bete bereits als Therapeutikum seit Jahrhunderten bekannt war.

Ferenczi verabreichte die Rote Bete stets im rohen Zustand. Die Tagesmenge betrug 250g, in mehreren Dosen über den Tag verteilt. Eine andere Möglichkeit bestand darin, die Roten Rüben auszupressen, so dass bei einem Kilogramm Ausgangsmaterial eine Saftmenge von rund 300ml entstand. Die so enthaltene Menge wurde den Kranken nach den Hauptmahlzeiten in kleinen Dosierungen über den Tag verteilt verabreicht.
Ferenczi hielt die Ergebnisse der Therapie in seinen Fallbeschreibungen fest. Diese wurden im Buch von Ferenczi, Seeger und Trüb veröffentlicht[9]. Exemplarisch hier einige der Fallbeschreibungen von Ferenczi.

1. Fall, Patient mit Lungenkrebs:

50 jähriger Mann mit Lungentumor. Die Diagnose wurde in zwei Krankenhäusern gesichert. Behandlung mit Chemo- und Strahlentherapie. Sein Fieber verschwand unter der Therapie und der Tumor bildete sich zurück. Seine Symptome verschwanden für vier Wochen.
Nach dieser kurzen Erholungsphase trat der Tumor mit seinen dazugehörigen Symptomen in alter Größe erneut auf. Nun verabreichte Ferenczi in der zuvor beschriebenen Weise die Rote Bete.

Der fast faustgroße Tumor und die Lymphknotenmetastasen waren nach sechswöchiger Behandlung mit der Roten Bete wieder verschwunden.

Die Blutsenkung die bei fast allen Krebskranken erhöht ist, ging auf das normale Maß zurück und der Patient nahm wieder 10kg an Gewicht zu. Nach dem Erfolg nahm er die Rote Bete leider nur in verringerter Dosierung und unregelmäßig weiter ein. Trotzdem hielt die Besserung des Zustandes so weitere sechs Monate an, dann kam es zum erneuten Aufflackern des Tumors. Die Blutsenkung begann sich wieder zu erhöhen und der Tumor in der linken Lungenhälfte trat wieder im Röntgenbild in Erscheinung.
Da ihm das Schlucken schwer fiel, konnte von nun an nur noch den Saft der Roten Rüben trinken. Letztendlich entstand am linken Oberschenkelknochen eine Metastase. An dieser Stelle zerbrach spontan der Knochen.
Einige Wochen später kollabierte der Stoffwechsel des Patienten und er verstarb.
Die Behandlung mit der Roten Bete brachte dem Patienten ein halbes Jahr Symptomfreiheit. Im Zustand der Besserung reduzierte er leider die Dosierung der Roten Bete. Er hätte die Behandlung nicht unterbrechen dürfen und in der gleichen Dosierung und Regelmäßigkeit durchführen müssen um seinen Zustand zu halten.

Selbstverständlich handelte es sich in allen Fällen in denen Ferenczi die Rote Bete testete um Patienten im fortgeschrittenen Stadium, inoperabel und kachektisch, bei denen keine andere Therapie mehr in Frage kam.

2. Fall, Patient mit fortgeschrittenem Magenkrebs:

Ein 52 jähriger Patient, aufgenommen am 9.11.1950. Er litt seit vielen Monaten unter Magenbeschwerden, war appetitlos und hatte in kurzer Zeit rund 7kg an Gewicht verloren. Beim Abtasten des Bauchraumes konnte man in de Magengegend einen handtellergroßen Tumor tasten, der durch eine Röntgenuntersuchung bestätigt wurde.
Oberhalb des linken Schlüsselbeins befand sich ein vergrößerter Lymphknoten. Dieser Lymphknotenbefall ist typisch für Magenkrebs. Rudolf Virchow entdeckte als erster den Zusammenhang zwischen dieser lokalen

Metastasierung und dem Magenkrebs, weswegen diese Metastase nach Virchow auch als „Virchow-Lymphknoten“ bezeichnet wird.

Das Körpergewicht betrug nur noch 44kg, bei einer Körpergröße von 165cm. Die Blutsenkung war typischerweise erhöht, die Blutarmut schon weit fortgeschritten.
Er bekam von Ferenczi jeden Tag 250g geriebene, rohe Rote Bete. Daraufhin verbesserte sich sein Allgemeinzustand innerhalb der nächsten 6 Wochen.

Er nahm 4,5kg an Gewicht zu, sein Appetit verbesserte sich, jedoch gab es keine Veränderung bei der Blutsenkung und den übrigen Blutwerten. In der Röntgenuntersuchung ließ sich eine eindeutige Verkleinerung des Tumors erkennen. Am 21.12. verließ er die Klinik und führte aber die Behandlung mit der Roten Bete leider nicht weiter fort.
Er kam am 11.1.51 in das Krankenhaus zurück. In den wenigen Tagen verringerte sich sein Gewicht um 6kg, da er nicht mehr in de Lage war feste Nahrung zu sich zu nehmen. Er verstarb am 25.1.51 in der Klinik von Ferenczi.

An dieser Stelle stellte Ferenczi fest, dass nicht jeder Patient willens war, die Rote Bete dauerhaft zu verzehren. Bei einigen Patienten entwickelte sich ein Ekel vor dem Geschmack, andere vertrugen die Rote Bete nicht. Gerade bei Fällen von Magenkrebs und Leberkrebs war dies häufiger der Fall. Am besten vertrugen die Patienten mit Lungen-, Brust-, Gebärmutter-, Prostata- und Darmkrebs die Kur mit der Roten Bete.

3. Fall, ein 47 jähriger Patient mit Lungenkrebs:

Er fühlte sich seit zwei Monaten schwach, klagte über Atemnot und Schmerzen im Brustkorb. Bei der Röntgenuntersuchung zeigten sich Schatten auf beiden Seiten der Lunge. Auch bei ihm war typischerweise die Blutsenkung drastisch erhöht. Er bekam 300ml Presssaft täglich mit dem Ergebnis, dass sich innerhalb weniger Wochen sein Zustand verbesserte und er wieder 4,5kg an Gewicht zulegte und sich sein

Röntgenbefund verbesserte. Leider konnte auch dieser Patient die Rote Bete nicht weiter einnehmen, ab diesem Zeitpunkt verschlechterte sich sein Zustand wieder.

So testete Ferenczi die Rote Bete an etlichen Patienten. Er schloss aus den Resultaten, dass in der Roten Bete ein tumorfeindlicher Stoff enthalten sein müsste.
Es reifte der Entschluss, den Wirkstoff in konzentrierter und größerer Menge den Kranken zu verabreichen. Jedoch musste eine Form gefunden werden die für die Patienten besser verträglich war, so dass sie die Behandlung nicht vorzeitig abbrachen.

Die bisherige Verabreichungsform war leider nicht an die Reaktion und Ansprechbarkeit des Tumors, sondern an die Fähigkeit de Kranken, sie vertragen zu können, gebunden. Ferenczi erwartete, dass durch Zufuhr größerer Mengen des Wirkstoffs auch die Heilwirkung intensiver sein würde.
Der nächste Schritt bestand nun darin, dass nach vorheriger Rücksprache mit dem Arzneimittel-Forschungsinstitut in Budapest den Presssaft der Roten Rüben durch Erhitzen auf 50 Grad auf ein Zehntel einzudicken. So vermochte er den Kranken mit 100ml des Konzentrats den Wirkstoff von einem Liter Presssaft zu geben. Die Kranken bekamen nun täglich 100ml und diese verzehrten sie in mehreren Raten über den Tag verteilt.

4. Fall, Patient 60 Jahre mit Mastdarmkrebs:

Der Tumor war zu diesem Zeitpunkt inoperabel. Der Kranke hatte jedoch noch keine Passagestörung. Der Befund war durch eine Probenentnahme gesichert. Er bekam täglich 100ml des Konzentrats. Innerhalb von nur 8 Wochen verkleinerte sich sein Tumor um die Hälfte. Der Patient hatte in dieser Zeit 5kg an Gewicht zugenommen. Wenige Tage später wurde der Patient nach Hause entlassen.

5. Fall, 70 jähriger Patient mit Basaliom:

Ursprünglich kam der Patient wegen Magenbeschwerden in die Klinik. Es stellt sich jedoch heraus, dass er lediglich an einem Mangel von Magensäure litt.

In seinem Gesicht befand sich aber ein Basaliom, was der Patient jedoch nur als Schönheitsfehler ansah.
Der Leiter der Hautabteilung hatte zu Behandlung eine Strahlentherapie angesetzt. Bevor es jedoch zur Strahlentherapie kam, legte Ferenczi versuchsweise einen Umschlag mit dem Konzentrat der Roten Bete auf. Nach nur fünf Tagen Therapie, war das Basaliom verschwunden.

Ferenczi konnte so, bis auf einen Fall, bei allen Patienten eindeutige Zeichen einer Besserung beobachten.
Diese Zeichen bestanden aus einer Besserung des Allgemeinbefindens, Rückgang des bestehenden Fiebers, eine Zunahme des Gewichts, Verbesserung der Blutsenkung und die Verkleinerung oder das temporäre Verschwinden des Tumors.
Im Falle des beschriebenen Basalioms, sogar die vollständige Heilung des Patienten.

Ferenczi konnte damit die tumorhemmende Wirkung der Roten Bete nachweisen.

Als Dr. Siegmund Schmidt 1959 die Abhandlungen von Dr. Ferenczi lass, wiederholte er seine Versuche und kam ebenso zu positiven Resultaten.

Dr. Schmidt hat seinen Leukämie- und Krebskranken den Rote-Bete-Saft nach den Angaben von Ferenczi verordnet. Auch er machte die Erfahrung, dass einige Kranke diese Behandlungsform nur schwer oder gar nicht vertrugen.

So hatte auch Schmidt die Idee mit einem Pharmahersteller zu verhandeln und diese veranlasst, Rote-Bete-Extrakte herzustellen. Später kamen dann noch andere Hersteller aus Deutschland, Österreich und der

Schweiz hinzu. Natürlich hat Schmidt auch über seine Erfahrungen mit der Rote-Bete-Therapie in Mitteilungen und auf Kongressen berichtet.

Prof. Dr. Trüb hatte die Rote-Bete-Therapie in einigen Kursanatorien eingeführt. Er und seine Mitarbeiter haben die Rote-Bete-Kur als eine ergänzende Behandlung zur üblichen Krebstherapie (Operation, Chemo-, Strahlentherapie) mit aufgenommen. Sie stellten fest, dass die Roten-Bete-Präparate die Wirkung der Chemotherapeutika potenzieren und zugleich die toxischen Auswirkungen derselben abmilderten.
Ähnliche Effekte konnte auch Schmidt in Tierversuchen belegen. Er konnte nachweisen, dass die Rote Bete die schädigende Wirkung der Strahlentherapie reduzieren konnte[31].

Diese Erfolge wurden durch die Arbeiten von Dr. Seeger erklärbar, da die Rote-Bete-Therapie die Schäden im mitochondralen Stoffwechsel ausgleichen oder aufheben kann und damit die Krebszellen „entschärft" werden.
Da auch einige der Nebenwirkungen der Chemo- und Strahlentherapie zum Teil auf eine Schädigung der Sauerstoffatmung der Zellen zurückzuführen sind, kann die Rote Bete auch hier prophylaktisch eingesetzt werden.

Hier auch einige Beispiele aus der Praxis von Dr. Schmidt:

Ein 56 jähriger Patient mit einer lymphatischen Leukämie.
Die Anzahl der weißen Blutkörperchen war bereits auf 70000 gestiegen. Der Normwert liegt normalerweise bei 4-10000 Leukozyten auf einen Kubikmillimeter Blut. Diese unterteilten sich in 10% normale Zellen und 90% Lymphozyten mit atypischen Formen.
Seine axillären Lymphknoten waren tastbar angeschwollen. Der Patient wurde in der Klinik mit Chemotherapie behandelt. Jedoch ohne Erfolg.

Dr. Schmidt setzte die Chemotherapie ab und gab dem Patienten den Rote-Bete-Saft. Der Erfolg ließ nicht lange auf sich warten, nach bereits 10 Tagen war die Anzahl der Leukozyten auf 30000 gesunken. Eine Woche später lag der Wert bereits bei 14000. Die Therapie mit dem

Rote-Bete-Saft wurde beibehalten, wobei täglich der Saft von 1kg roher Roten Bete mit Zitronen und Nelken gewürzt gegeben und vom Patienten gut vertragen wurde.
Weitere drei Wochen später war die Anzahl der Leukozyten auf ein normales Maß von 4300 reduziert. Nach weiteren Wochen der Therapie verbesserte sich auch das Differentialblutbild, so dass auch die Unterverteilung der weißen Blutkörperchen völlig normal aussah.
Nach 5 Monaten kam es zu einem erneuten Anstieg der Leukozyten auf einen Wert von 19000.
Eine Nachfrage beim Patienten ergab, dass er die regelmäßige Einnahme der Roten Bete vernachlässigt hatte. Nun wurde die Dosis auf die doppelte Menge gesteigert und wieder regelmäßig zugeführt. Innerhalb von nur 8 Wochen war die Anzahl wieder auf 6700 zurückgegangen. In den darauffolgenden 2 Jahren konnte so die Anzahl der Leukozyten stabil gehalten werden, bis der Patient an einem anderen Leiden verstarb. Der Patient machte bis dahin noch viele Spaziergänge und hat bis zum letzten Tag voll gearbeitet.

Ein 76 jähriger Patient hatte laut Untersuchung der Universitätsklinik in Münster einen Tumor in der Speiseröhre mit einer Größe von über 10cm. Der Tumor engte die Speiseröhre dermaßen ein, dass es zu wiederholtem Erbrechen und starken Schluckbeschwerden kam. Eine Operation war wegen des schlechten Allgemeinzustandes nicht möglich. Empfohlen wurde lediglich eine palliative Strahlentherapie. Dr. Schmidt verordnete dem Patienten viermal täglich das Rote-Bete-Pulver.

Acht Monate später zeigte eine Kontrolluntersuchung eine Reduzierung des Tumors auf eine Größe von 5,8cm. Weitere vier Monate später war der Tumor nicht mehr nachweisbar. Der Patient fühlte sich wohl, verstarb aber ein Jahr später an einem anderen Leiden.

Eine Patientin im Alter von 50 Jahren hatte eine myeloische Leukämie. Die Anzahl ihrer weißen Blutkörperchen betrug 130000. Eine Chemotherapie brachte lediglich eine Remission von drei Monaten.
Auch sie bekam den Saft der Roten Rüben. Die Anzahl der Leukozyten sank auf 7000 und blieb für über ein Jahr normal. Danach kam es zu

einem leichten Anstieg, was Dr. Schmidt mit einer Kombination von Roter Bete und Immuntherapie behandelte.
Die Leukozyten fielen daraufhin wieder auf einen Wert von 6500 ab und der Wert blieb für weitere zwei Jahre stabil.
Die Patientin fühlte sich körperlich wohl, jedoch schlug ihr der ganze Krankheitsverlauf auf die Psyche was in einem Suizid endete.

So könnte man noch von vielen weiteren Fällen mit der Roten-Bete-Kur berichten. Gemeinsam hatten sie alle, dass durch die Rote Bete in Form von natürlich hergestellten Säften oder gekauften naturreinen Rote-Bete-Säften oder dem Rote-Bete-Pulver die üblichen klassischen Krebstherapien unterstützt wurden.

Dr. Schmidt konnte bei seinen rund 90 Krebspatienten und 28 Leukämiefällen durchweg befriedigende Ergebnisse erzielen. Dabei muss man immer berücksichtigen, dass viele Patienten erst in einem hoffnungslosen Zustand zu Dr. Schmidt kamen. Die Diagnose Krebs wurde in allen Fällen durch Gewebsproben bestätigt[9].
Ein Dr. Bussler aus Berlin berichtete in der Zeitschrift „Vitalstoffe" über die „Zusatztherapie bei Krebserkrankungen mit dem Rote-Bete-Saft". Seine Kleinstudie umfasste 22 Krebspatienten.
Bei 21 Patienten kam es zu einer Besserung des Gesamtzustandes durch den Saft der Roten Bete.

Er führte dieses positive Ergebnis auf den Gehalt der Roten Bete an Cholin, Bor und Kupfer zurück, denn nach seiner Ansicht könnte ein Mangel an diesen Substanzen eine Krebsentstehung auslösen[45].

So gelang es bei den meisten Patienten, über längere Zeit Schmerzfreiheit, sowie eine Lebensverlängerung zu erreichen.
Die erhöhten Blutsenkungen normalisierten sich, der Appetit kam zurück und die Patienten fühlten sich längere Zeit nicht mehr krank. Ebenso stellte sich eine Gewichtszunahme bei den Patienten ein.
Leider verführte das Wohlbefinden der Patienten zur Vernachlässigung der Therapie. Erst die Rückschläge ermahnten zur eisernen Einhaltung der Rote-Bete-Kur.

Chemo- und Strahlentherapien wurden durch die Rote Bete besser vertragen. Es kam in keinem Fall zur typischen Immunschwäche, die sich sonst immer durch die Chemotherapie einstellt[48]. Auch Strahlenschäden konnten durch die Rote Bete vermindert oder vermieden werden.
Wichtig ist in allen Fällen, dass die Rote-Bete-Therapie ununterbrochen durchgeführt wird. Bei Krebskranken lebenslänglich und bei prophylaktischen Kuren für mindestens drei Monate.
Eine prophylaktische Kur ist bei Verdacht auf ein Krebsgeschehen auf jeden Fall eine sinnvolle Maßnahme. Nicht umsonst bezeichnete Seeger die Rote Bete als Spitzenprophylaktikum gegen den Krebs[46,49].

Etwa ein Kilogramm Rote Bete enthält die Mindestmenge dieser Wirkstoffkombination, die täglich genommen, zur Erzielung dieser Resultate notwendig ist.

Zum besseren Geschmack kann die Rote Bete mit anderen Zutaten verfeinert werden. Schmidt schrieb hier von Mixturen mit Sahne, Joghurt, Buttermilch, aber auch Säfte wie Orangensaft oder Johannisbeersaft kamen zum Einsatz.

Die Wirkstoffe finden sich also in einem einfachen Nahrungsmittel welches täglich konsumiert werden kann. Diese Stoffe können daher keine toxischen Substanzen sein, wie es bei den anderen in der Schulmedizin verwendeten Krebsmedikamenten der Fall ist.

Die Behandlung mit den Inhaltsstoffen der Roten Bete wäre also ein neuer Weg in der Tumortherapie, eine unschädliche, ja physiologische Behandlungsweise.

Laut Ferenczi sind es die Farbstoffe der Roten Bete welche die Wirkung ausmachen, was auch die Arbeiten von Seeger bestätigte.

Durch die Arbeiten von Ferenczi wissen wir, dass die Hauptwirkstoffe sehr stabil sind. Weder die Magensäure, noch ein stundenlanges Kochen schädigt sie, da sie auch im Rübensalat wirken, obwohl die Rüben für die Salatbereitung rund zwei Stunden lang bei 100 Grad gekocht werden müssen.

Jedoch hat Ferenczi eindeutig darauf hingewiesen das die Heilwirkung keine endgültige ist. Die Wirkung hält nur solange an, wie der Kranke die Rote Bete zu sich nimmt.

Wurde die Behandlung mit der Roten Bete unterbrochen, kam es nach ein bis drei Monaten zum Rezidiv, also dem Wiederauftreten des Tumors. Dieser Umstand weißt darauf hin, dass der Organismus einen gewissen Teil der zuvor zugeführten Wirkstoffe speichern kann. Ansonsten müsste sich der Tumor sofort nach Absetzen der Roten Bete erneut aufflackern.

Solange die Kranken die Rote Bete einnahmen, besserte sich ihr Zustand. In mehreren Fällen boten die Krebskranken die Zeichen einer vollständigen klinischen Heilung.

Man kann sich die Behandlung des Krebskranken mit der Roten Bete vorstellen, wie die Behandlung eines Diabetikers oder eines Patienten mit perniziöser Anämie.
Beim Altersdiabetes wird nicht genügend Insulin gebildet. Der nun entstehende Mangel schafft nach und nach die tödlichen Folgen des Diabetes.
Bei der perniziösen Anämie kann der Körper über den Verdauungstrakt kein Vitamin B12 aufnehmen, da im Magen ein chronischer Schaden vorliegt.
Der nun nach und nach entstehende B12-Mangel schafft die Anämie, Schleimhautdefekte, Energiemangelsyndrome, Blutbildungsstörungen.

Der Diabetiker muss regelmäßig sein Insulin bekommen, richtig dosiert bleibt er symptomfrei.
Der B12-Mangel Patient braucht regelmäßig seine B12-Spritzen, dann bleibt auch er symptomfrei. Und der Krebspatient? Er braucht die Inhaltsstoffe der Roten Bete.

Es wäre natürlich sehr interessant zu Wissen, ob die Kranken auch rückfällig würden, wenn sie jahrelang die Konzentrate aus Rote Bete zuführen. Leider wurde ein solcher Versuch – nicht zuletzt durch das mangelnde Durchhaltevermögen der Patienten – nicht unternommen. Aber die bisherigen Ergebnisse sind recht vielversprechend.

Die Inhaltsstoffe der Roten Bete wirken vielfältig in allen Regionen des Körpers. Der Kranke bekommt so nach und nach eine Verbesserung seines Gesamtzustandes.
Sie optimieren den Sauerstofftransport im Blut und überbrücken die schadhaften Stellen in den defekten Mitochondrien, so dass diese wieder im „Standgas" laufen können. Sie werden durch den Ausgleich in den geschädigten Stellen zwar nicht zu „Hochleistungsmaschinen", verrichten aber wieder ihre Arbeit. Damit werden die Krebszellen in ihrem Stoffwechsel normalisiert und „entschärft".

Dadurch erhält der Patient Zeit. Diese Zeit ist in der weiteren Therapie der Schlüssel zum Erfolg.

Aus der ansonsten tödlichen Krebskrankheit wird so eine chronische Krankheit, die nun anhand ihrer ursächlichen Faktoren behandelt werden kann.

Daher ist die Rote Bete kein Ersatz für eine ursachengemäße Therapie, aber sie schafft die Zeit die benötigt wird, um das Tumormilieu zu beseitigen und die Immunabwehr neu aufzubauen.
Dr. Josef Issels hat hierzu ausführliche Anleitungen in seinem Werk „Mehr Heilungen von Krebs" hinterlassen. Jede der dort angeführten Maßnahmen ist mit Studien und Quellenverweisen belegt[18].

Krebs ist eine chronische Krankheit, mit einem schleichenden Beginn, und erst zum Ende hin kommt es zu einem explosionsartigem Verlauf Dank der Roten Bete muss es aber nicht soweit kommen. Der explosive Verlauf kann in das Stadium der chronischen Krankheit zurückgedrängt werden.
Chronische Krankheiten ursachengemäß zu heilen bedarf einer hohen interdisziplinären Anstrengung und geht über viele Jahre. Erst wenn der Tumorkranke über Jahrzehnte frei von Rezidiven und Metastasen ist, kann man von echter Heilung reden.

In vielen Fällen eine lebenslängliche Aufgabe. Aber der Gewinn an Lebensqualität und Lebenszeit ist der Lohn dieser Mühen.

Ziel dieses Buches ist es nicht, dort Hoffnung zu wecken, wo keine Hoffnung mehr möglich ist. Es gibt noch kein Allheilmittel gegen Krebs mit Erfolgsgarantie.
Eine Behandlung mit der Roten Bete wird jedoch in sehr vielen Fällen deutliche Besserung und Linderung bringen und dort helfen, wo es bisher unmöglich schien.
Vielleicht hilft diese Schrift, dass andere da weiterforschen wo Seeger und Ferenczi endeten, um letztlich den Erfolg herbeizuführen, der derzeit noch ein Menschheitstraum ist, nämlich den Krebs zu besiegen.

Wo immer ich daran mitwirken kann, werde ich dies tun.

Vorbemerkung zu den Rezepten

Rezepte für die Zubereitung der Roten Bete gibt es viele im Buchhandel oder Internet. Bei diesen Rezepten ist es wichtig, dass nichts darin enthalten ist, was ein Tumorwachstum fördert.
Wer Tag für Tag Gelegenheit hat zu beobachten, wie die Krebserkrankung verläuft, wenn der Kranke die normale Durchschnittskost zu sich nimmt, oder perfekt diätisch betreut wir, der weiß, dass die beobachteten Unterschiede nicht mit Zufall zu erklären sind.
Leider bekommen die Patienten oft zu hören die Diät hätte keinerlei Einfluss auf ihre Krankheit und es wäre völlig gleichgültig was der Krebskranke isst. Prof. Dr. Werner Zabel und viele andere Ärzte haben sich aber schon vor Jahrzehnten hiermit beschäftigt und sind zu eindeutigen Zusammenhängen gekommen, die auch den aktuellen Ernährungsempfehlungen von Dr. Coy entsprechen4.
Fleisch ist zu ersetzen durch gesäuertes Milcheiweiß. Fleisch führt im geschädigten Darm zu Eiweißfäulnisprozessen was Leber und Immunsystem unnötig belastet. Buttermilch, Dickmilch, Jogurt enthalten rechtsdrehende Milchsäure und ist deswegen eine geeignete Basis in den folgenden Rezepten.
Jede Überschwemmung mit Kohlenhydraten ist beim Krebskranken zu vermeiden denn offensichtlich sind es gerade die Gipfel der Zuckerkurve, die zur Mästung des Tumors führen können. Gebundene Zucker zum Beispiel als Stärke in den Kartoffeln sind ungefährlicher als die Überflutung mit leicht resorbierbaren Zuckerarten. Die Aussichten bei der Behandlung Krebskranker lassen sich erschreckend genau am morgendlichen Nüchternblutzuckerwert ablesen. Gelingt es durch die Ernährung nicht den Wert 80 und 88 mg/dl zu halten, versagt jede Therapie. Cholesterinhaltige Nahrungsmittel fördern einen Tumorstoffwechsel. Mit Schweinefett kann man einen Krebskranken beschleunigt ins Grab befördern. Therapeutisch brauchbar sind kaltgepresste Pflanzenöle mit einem hohen Gehalt an ungesättigten Fettsäuren, die möglichst nur ungekochten Speisen zugegeben werden sollten. Dies ist möglich in Form von Quark-Ölgetränken (Budwig) oder als Zugabe zu Salaten, Rohkost und Gemüsesäften.

Roter Bananen Smoothie mit C

800g Rote-Bete-Saft
ca. 200g Banane
und den Saft einer Zitrone
im Mixer durchmixen bis die Banane aufgelöst ist und sich eine „smoothe" Konzistenz ergibt, im Sommer mit Eiswürfeln servieren

---

Pink Cow-Mix

800g Rote-Bete-Saft
75g Schlagsahne
100g Milch
im Mixer kurz durchmixen, im Sommer mit Eiswürfeln servieren

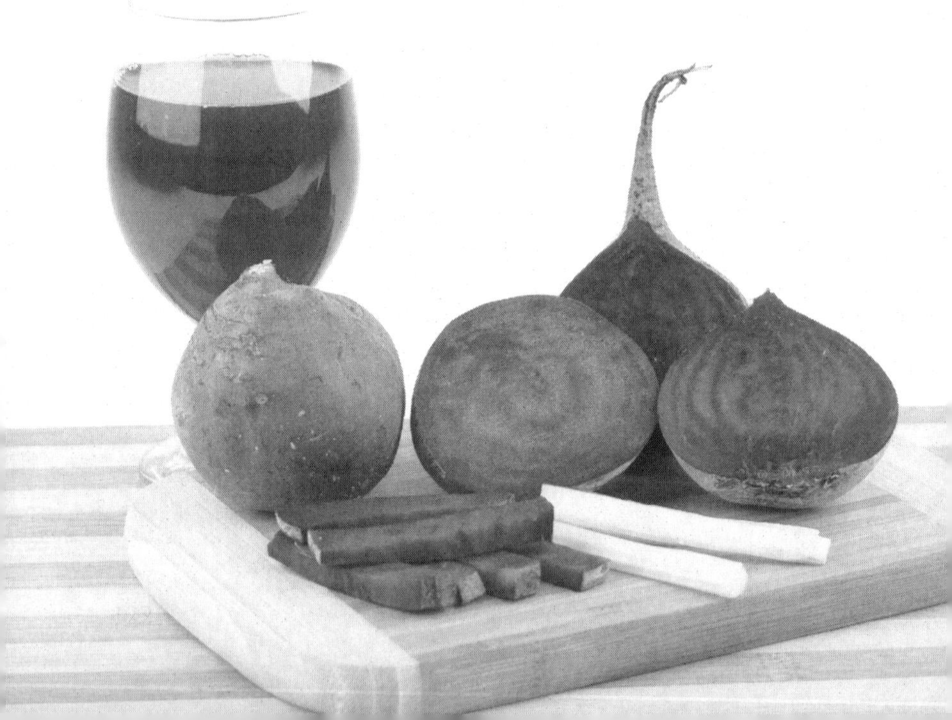

Pink Cow-Lemon-Mix

700g Rote-Bete-Saft
200g Buttermilch
40g Milch
und den Saft einer Zitrone
im Mixer kurz durchmixen, im Sommer mit Eiswürfeln servieren

Kalorien+C-Bombe

700g Rote-Bete-Saft
100g Schlagsahne
150g Buttermilch
und den Saft einer Zitrone
im Mixer kurz durchmixen, im Sommer mit Eiswürfeln servieren

Johannisbeer-Drink

700g Rote-Bete-Saft
100g Jogurt
100g Schlagsahne
200g Johannisbeersaft
mit Zimt abschmecken
im Mixer kurz durchmixen, im Sommer mit Eiswürfeln servieren

Rote-Bete-Gemüse

1 kleine Knolle Rote Bete
1 kleine Knolle Sellerie
125g gekochtes und in Würfel geschnittenes Rindfleisch
2 Teelöffel Öl
1 kleine Zwiebel
Salz, Kümmel
250g Kartoffel

Zubereitung:
Rote Bete waschen, kochen.
Sellerie waschen, schälen in Würfel schneiden,
Zwiebel und Kartoffel ebenfalls in Würfel schneiden und in Öl gar-dünsten,
mit Brühe auffüllen,
Fleisch und Rote Bete hinzufügen mit Salz und Kümmel abschmecken.

Rote-Bete-Salat

ca. 500g Rote Bete (oder je nach Personenzahl)

1 Teelöffel Öl
1 Esslöffel Zitronensaft
1 Esslöffel Wasser
Stevia Pulver nach Geschmack, etwas Kümmel und ein Lorbeerblatt
1 Prise Salz
2-3 Perlzwiebeln oder eine gehackte kleine Zwiebel.

Zubereitung:
Marinade herstellen, Rote Bete in Scheiben schneiden, in die Marinade geben und durchziehen lassen.

Bunter Salat mit Rote-Bete

1 grüner Salatkopf
3 Karotten
4 Rote Bete
(je nach Personenzahl variieren)

2 Esslöffel OlivenÖl,
1 Esslöffel Essig
1 Teelöffel Senf
1 Prise Salz
Kräuter, zB Schnittlauch, Petersilie

Zubereitung:
Marinade herstellen, Rote Bete und Karotten raspeln, Salat waschen und zupfen in die Marinade geben und durchziehen lassen.

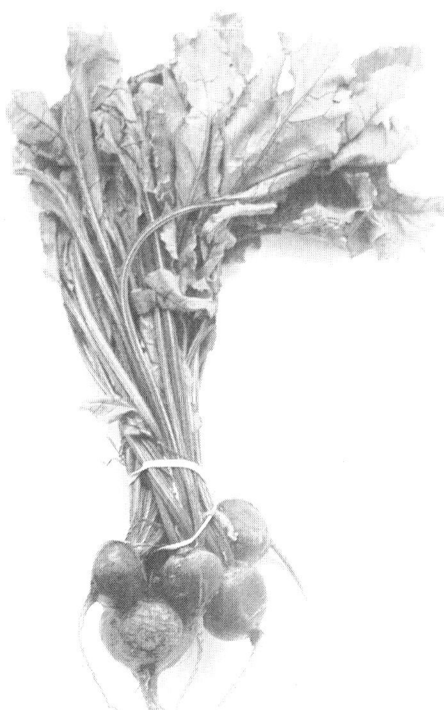

Quellen:

1 Prof. Dr. med. Julius Hackethal, Wetter-Boden-Mensch, 13/1983
2 Dr. med. Josef Issels, Mein Kampf gegen den Krebs, S. 199
3 Jörg Rinne, Tumore fallen nicht vom Himmel, Synergia Verlag, 2009 ISBN: 9783940392169
4 Dr. med. Johannes Coy, Die neue Anti-Krebs-Ernährung, GU Verlag, 2016
5 Prof. Dr. med. Carl Lewin, Umstimmung als Behandlungsweg, Thieme Verlag, 1930
6 Dr. Dr. Seeger, Artikel in Zeitschrift Erfahrungsheilkunde, 1971
7 Jörg Rinne, Leukämien und andere Krebskankheiten, Synergia Verlag, 2016, ISBN: 9783906873183
8 Dr. med. Hans Nieper, Zeitschrift Naturheilkunde, Juli 1991, S.42
9 Ferenczi/Seeger/Trüb, Rote Bete in der Zusatztherapie bei Kranken mit bösartigen Neubidungen, Haug Verlag 1970
10 DocMedicus Vitalstofflexikon, der Cholin-Gehalt in Lebensmitteln
11 Dr. med. Bublak, Kardiologie.org, Artikel Hypertonie, 04.12.2014
12 Dr. med. Nicolai Worm, Eiweiß Guide, systemed Verlag, 2016
13 Artikel „Forschung bestätigt – Rote Beete ist ein natürliches Heilmittel gegen Krebs“, Epoch Times 4.5.2017
14 Rudolf Breuß, Krebs, Leukämie mit natürlichen Mitteln heilbar, Narayana Verlag, 1978
15 Dr. med. Kurt Böhm, Die Flavonoide, eine Übersicht über ihre Physiologie, Pharmakodynamik und therapeutische Verwendung, Edito Cantor, 1967
16 Huszak, Zeitschrift für physiologische Chemie, 247, 249, 1937
17 Seeger, Schacht, Die Bedeutung der Ascorbinsäure (Vitamin C) als Redoxkatalysator und Aktivator des Zellstoffwechsels speziell als Zellatmungsregenerator von Krebszellen.
18 Dr. med. Josef Issels, Mehr Heilungen von Krebs, Synergia Verlag, 2016
19 Tyihak, Untersuchungen über die Wirkstoffe der Toten Rübe, Scientia Pharmaceutica, 1962
20 Christopher Gerner, Biochemische Analyse endobiontischer Strukturen aus dem menschlichen Blut, Curriculum Oncologicum, 1997
21 Birkmayer, Vortrag beim Frankfurter Consilium, 2015
22 Dr. med. Heinrich Kremer, Die Stille Revolution der Krebs-und Aids-Medizin, Synergia Verlag, 2012, ISBN: 9783000362439
23 Schmidt, Über Anthozyane, Schweizer Apotheken Zeitschrift, 1926

24 Trüb, Bartsch, Therapie der Gegenwart, 1962
25 Seeger, Bemerkung zu einer Chemotherapie neoplastischer Erkrankungen, Klinische Medizin, 1954, Heft 2
26 Seeger, Optische Drehung und Krebs, Raum und Zeit, 1988, Nr. 36
27 Seeger, Plädoyer für die alternative Krebstherapie, Raum und Zeit, 1987, Nr. 30
28 Ferenczi, Zeitschrift für innere Medizin, 1960, Nr. 10
29 Ferenczi, Erfahrungsberichte, 1961
30 Schmidt, Zeitschrift für innere Medizin, 1961, Nr. 11
31 Schmidt, Der Naturarzt, 1963, Nr.8
32 Tyihak, Chromatographische Trennung der stereoisomeren Farnesole und ihrer Derivate, Journal of Chromatographie, 1963
33 Tyihak, Scientia Pharmaceutica, 1963, Nr. 31
34 Tyihak, Der wirksame Bestandteil beim Einfluss der Roten Rübe auf Tumoren, Die Naturwissenschaften, 1964, Nr. 13
35 Schmidt, Erfahrungsheilkunde, 1961 Nr.10
36 Trüb, Bartsch, Therapie der Gegenwart, 1962
37 Olbert, Nachprüfung der wachstumshemmenden Wirkung des Roten Rüben-Saftes, Der Krebsarzt, 1962, Nr. 3, 4
38 Mösc, Hafferl, Scientia Pharmaceutica, 1959
39 Olbert, Der Krebsarzt, 1963, Nr. 18
40 Warburg, Über den Stoffwechsel der Tumoren, Springer Verlag, 1926
41 Windstosser, Polymorphe Symbionten im Blut, Semmelweis Verlag, 1995
42 Mr. Petrasch GmbH&Co Pharm. Fabrik, 6850 Dornbirn, Austria
43 Seeger, Leitfaden für Krebsleidende und die es nicht werden wollen, Synergia Verlag, 2018
44 Linke, Der erythrozytennahe Plasmaproteinfilm, Semmelweis-Verlag, 1990
45 Bussler, Ähnlichkeiten zwischen Bormangel bei Pflanzen und animalischen Neoplasien, Zeitschrift Vitalstoffe, 1968, Nr.2
46 Seeger, Sachse, Krebsverhütung durch biologische Vorsorgemaßnahmen, Verlag Mehr Wissen, 1984
47 Seeger, Darf die Übersäuerung als Grundlage aller Krankheiten angeshen werden?, Bionomica, 1954
48 Seeger, Immungeschehen und Krebs, Semmelweis-Verlag, 1980
49 Seeger, Ist eine Vorbeugung gegen Krebs möglich, eine Therapie aussichtlich?, Zeitschrift für Blut und Geschwulstkrankheiten, 1969
50 Windstosser, Polymorphe Symbionten in Blut und Körpergewebe als potentielle Kofaktoren des Krebsgeschehens, Semmelweis Verlag, 2018

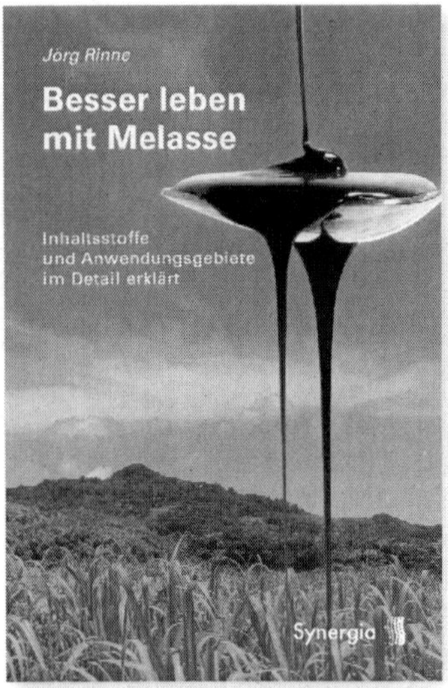

**Besser leben
mit Melasse**

Inhaltsstoffe und Anwendungsgebiete
im Details erklärt

von Jörg Rinne

120 S., kartoniert
ISBN: 978-3-940392-67-1

Schwarze Zuckerrohrmelasse ist ein altes Heilmittel. Sie enthält zahlreiche Vitalstoffe, Mineralstoffe, Spurenelemente und Aminosäuren. Ihre Anwendungsgebiete sind weit gefächert. Von positiven Auswirkungen bei Arthritis, Asthma, ADS (Aufmerksamkeits-Defizit-Syndrom), Bluthochdruck, Depressionen oder Darmstörungen wird berichtet.

„Melasse“ ist ein französisches Lehnwort, abgeleitet von „miel“ für Honig. So sollte man sie auch betrachten – als Honig des Zuckerrohrs. Warum der „schwarze Honig“ bei vielen Krankheiten eingesetzt werden kann, erklärt sich aus seinen zahlreichen Inhaltsstoffen. Deren Bedeutung und die Anwendung des „schwarzen Honigs“ werden in diesem Ratgeber vorgestellt.

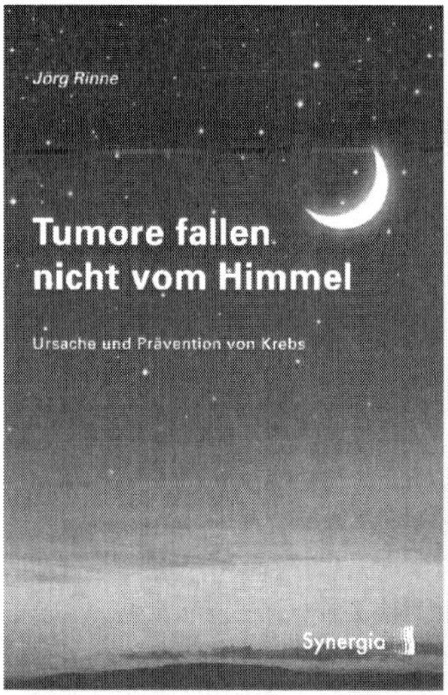

Tumore fallen nicht vom Himmel

Entstehung und Prävention von Krebs

von Jörg Rinne

130 S. m. Abb., kartoniert
ISBN: 978-3-940392-16-9

In diesem Buch zeigt Jörg Rinne die wichtigsten Ursachen in der Entstehung von Krebs und viele Möglichkeiten der Vorbeugung.

Anhand zahlreicher Quellen wird belegt, dass die Lebensweise eines Menschen sowie viele verschiedene Kausalfaktoren mit der Wahrscheinlichkeit der Tumorbildung unmittelbar zusammenhängen.

Jörg Rinne geht davon aus, dass bei jedem Krebspatienten ein tumorbegünstigendes Milieu vorliegt. Beispiele aus der Medizingeschichte der Krebsforschung werden angeführt, um die Sichtweise in der Tumorentstehung in verschiedenen Epochen darzustellen.

Seit rund 5000 Jahren wird Krebs als eine Allgemeinerkrankung gesehen und nicht als örtliches Leiden. Der Tumor ist in dieser Sichtweise nur das letzte Symptom eines langwierigen Krankheitsprozesses. Die Beseitigung der ursächlichen Faktoren muss die Basis in jeder Krebstherapie darstellen. In diesem Buch wird erklärt, wie man durch eine angemessene Lebensweise Krebs vorbeugen kann.

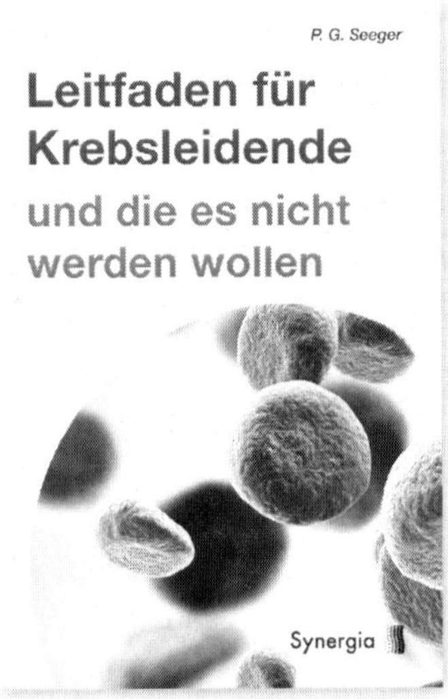

Leitfaden für Krebsleidende

Leitfaden für Krebsleidende und die es nicht werden wollen

von Dr. Dr. Paul Gerhard Seeger

120 S., kartoniert
ISBN: 978-3-906873-17-6

Blicken Sie noch durch im Dschungel der Informationen rund um die Krebs-Thematik? Dieses Buch schafft Klarheit – gerade da, wo umfassende Information sinnvoll und notwendig ist.

Der Autor, Dr. sc. nat. Dr. med. P. G. Seeger, betrieb sein Leben lang wichtige, experimentell fundierte Grundlagenforschung, mit der er den Grundstein für die heutige biologische Krebstherapie legte.

Aufgrund des weiterhin rasanten Anstieges der Krebsfälle während der letzten Jahrzehnte, ist dieses 1982 erstmals erschienene Buch aktueller denn je. Es mahnt zur Rückbesinnung auf alte, in der Naturheilkunde bewährte Therapien. Das Buch vermittelt ein breites und wissenschaftlich fundiertes Wissen über die verschiedenen krebsfördernden Faktoren, denen der Mensch heutzutage ausgesetzt ist.

Dr. Seeger hat die 10-Wege-Therapie entwickelt, die sich in zahlreichen Fällen außerordentlich bewährt hat.

Diese Neuauflage bietet vielen Betroffenen und Interessierten die Möglichkeit, Erkenntnisse präventiv und kurativ praktisch umzusetzen.

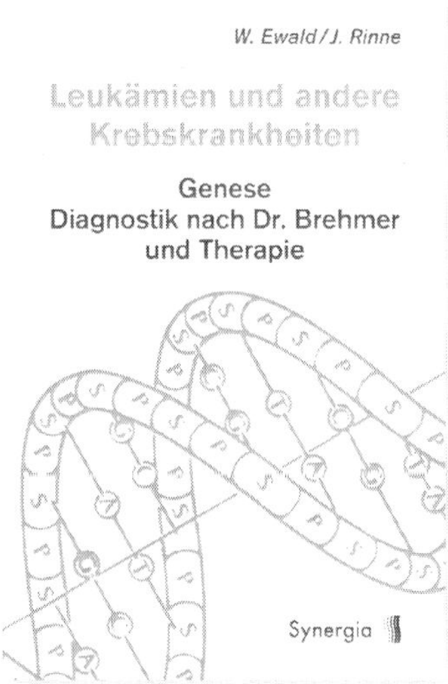

Leukämien und andere Krebskrankheiten

Genese - Diagnostik nach Dr. Brehmer und Therapie

von Jörg Rinne und Wilhelm Ewald

120 S., 4-farbig, gebunden
ISBN: 978-3-906873-18-3

Wilhelm Ewald, Jahrgang 1920, beschäftigte sich Ende des zweiten Weltkrieges mit Forschungen und Untersuchungen auf dem Gebiet der Zellerkrankungen und arbeitete nach 1948 als Assistent von Dr. Wilhelm von Brehmer einige Jahre am Tropen-Institut in Hamburg. Um weitere Reizfaktoren, aber auch um den Aufbau vom schützenden Eiweißen zu studieren, wechselte er in den 1950er Jahren in den Bereich der Spektroskopie im Institut für Kernphysik in Darmstadt. Über 30 Jahre forschte er so, an einem Aminosäurenkomplex mit dem er die Ausbreitung de Siphonospora im Blut Krebskanker beeinflussen konnte.

Im vorliegenden Buch geht es um die Sichtweise und Blut-Diagnostik nach Dr. von Brehmer und die Entstehung des Aminosäurenkomplexes von Wilhelm Ewald. Beeindruckend sind hierbei, die mikroskopisch in Blutbildern festgehaltenen Erfolge, dokumentiert im Bildteil des Buches.

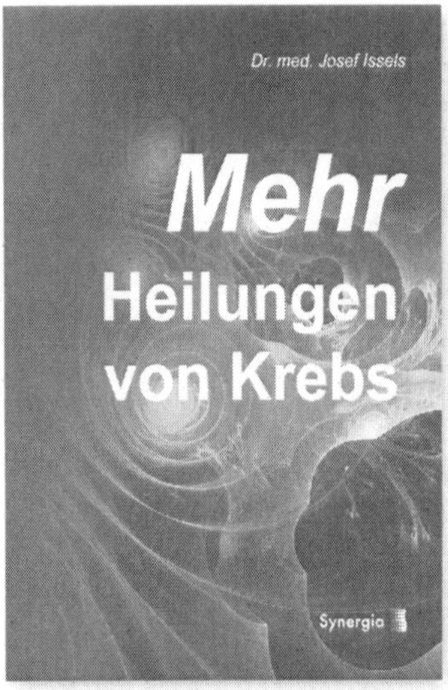

Mehr Heilungen von Krebs

Mit Ausklappgrafik zu den Kausal-Faktoren der Krebsentstehung.

von Dr. med. Josef Issels

276 S., gebunden
ISBN: 978-3-906873-10-7

Dieses Standardwerk über Krebs und dessen Heilung mittels unterschiedlicher Therapien, war früher im Helfer-Verlag erschienen. Die Neuausgabe 2017 bei Synergia wurde um ein Vorwort von Ilse Marie Issels, Witwe und Wegbegleiterin bei der Forschung und im klinischen Betrieb von Josef Issels, erweitert.

Vieles, was Dr. Issels damals entdeckte und veröffentlichte, ist heute Allgemeingut der Heilpraktiker und Naturärzte.